李程远 夏萍 主编

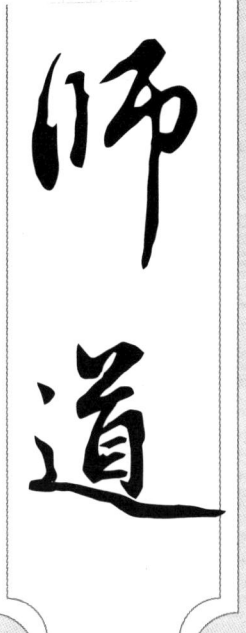

中山大学出版社
·广州·

版权所有　翻印必究

图书在版编目（CIP）数据

师道/李程远，夏萍主编．—广州：中山大学出版社，2022.12

ISBN 978-7-306-07696-0

Ⅰ. ①师… Ⅱ. ①李… ②夏… Ⅲ. ①医院—管理—职工培训 Ⅳ. ①R197.32

中国版本图书馆 CIP 数据核字（2022）第 254538 号

出 版 人：	王天琪
策划编辑：	谢贞静
责任编辑：	梁嘉璐
封面设计：	林绵华
责任校对：	赵　婷
责任技编：	靳晓虹
出版发行：	中山大学出版社
电　　话：	编辑部 020 - 84110776，84110283，84113349，84111997
	发行部 020 - 84111998，84111981，84111160
地　　址：	广州市新港西路 135 号
邮　　编：	510275　传　真：020 - 84036565
网　　址：	http://www.zsup.com.cn　E-mail：zdcbs@mail.sysu.edu.cn
印 刷 者：	佛山市浩文彩色印刷有限公司
规　　格：	880mm×1230mm　1/32　6.375 印张　165 千字
版次印次：	2022 年 12 月第 1 版　2022 年 12 月第 1 次印刷
定　　价：	53.00 元

如发现本书因印装质量影响阅读，请与出版社发行部联系调换

编 委 会

顾　问　陈星伟
主　编　李程远　夏　萍
副主编　杨伟琪　冯　威
编　委　(按姓氏拼音排序)
　　　　陈静薇　陈熳妮　邓家侵　邓　力　郝琳慧　黄绮华
　　　　江秀梅　康海燕　赖光强　李林枝　李秋娥　唐　聪
　　　　陶艳玲　杨海敏　叶淑华　袁秀琴　钟金宏　周　丹

序

在家休假,再读《大学》:"……致知在格物。物格而后知至,知至而后意诚,意诚而后心正,心正而后身修……"读着这些文字,想起了2017年广东省卫生经济学会卫生经济与文化专委会主办的第三届全面优质服务管理擂台赛,夏萍主委邀请李程远老师担任决赛选手赛前的职业培训师培训(TTT)集训老师,那是我第一次与李老师相见。当时李程远老师已开始构思《师道》。他说,为了突破现代文的平直表达,他将以文言文的方式书写正文,并立足职业培训师的道律法则,凝集对培训行业的挚爱和专注,萃取智慧、积累、传承……聆听完李程远老师的陈述,惊叹之余又拭目以待。

此后第四届、第五届擂台赛,夏萍主委一直邀请李老师担任决赛TTT的集训老师和评审专家,一直到2020年新冠肺炎疫情暴发,大型赛事停办。疫情期间,学术活动转到线上,而大型的赛事活动则无法实现线上比赛。这样的情况让两位主编有了更多的时间专注于此书的筹备和撰写工作。2022年中秋节和教师节前夕,得知《师道》初稿已定,欣喜中暗叹这思想盛宴终于亮相。

认真精读原文,不禁感叹作者对培训行业的炽热之怀,又对成书的境界与文风肃然起敬。

韩愈曾说:"师者,所以传道授业解惑也。"欲为人师者,须历经道德洗礼、蜕变修身、淬炼精业、言传身教等方面的修炼与提升，正所谓入门需正道，打铁需身硬。《师道》一书是每一位步入培训师行业的人的指引和灯塔，引导他们发现成长规律、职业成就规则和行业生存法则。

《师道》一书不仅适用于职业培训师，也适用于各行各业内部的培训师，即内训师。例如，现在很多医院都有自己的内训师，他们负责医院内部员工的培训工作。相比外部讲师，医院内训师具有了解医院实际情况、有更加丰富的实操经验的优势，更为重要的是，在组织内部，他们能够持续成为同事的学习伙伴甚至是教练，从而让医院的服务培训体系更加有实效。

《师道》通过正文、注解、解读、拓展、语录、例说、延伸阅读等七大模块，充分体现出培训师行业一生二、二生三、三生万物的朴素道理。每一章节深入浅出、有条不紊，使《师道》有道、识道、守道、行道，得道不悖。

掌握师者自然规律的"道律篇"，以"道"为术指导发展规划的"修身篇"，课程开发与实操的"淬炼篇"，训后效果、成果评估的"场效篇"，一言一语，循序渐进，顺理成章。

与市场规律和需求合拍，与师道弘扬和正知同步，与个人修炼和道德携手，正道修己、正知致和、和己悦人，所谓开阔豁达、明理则道是也。

山青水自洁，高峡出平湖。殷切希望读者手捧《师道》，似一股清流，涤去顽劣，荡出激扬，在培训师成长的道路上，风华正茂，挥斥方遒，厚积蓄力。

2022 年 10 月

目 录

道 律 篇

第一章：师命法道　冲形于宗／3
第二章：自立生道　落地生根／8
第三章：传而以立　炼而之效／12
第四章：若以善致　似以阳霾／16
第五章：天地不息　方圆自生／20
第六章：道矣长存　川流不息／24
第七章：开阖阔达　明理则道／28
第八章：有为而利　无为而用／33
第九章：混沌之弃　去彼留此／37
第十章：好学之天　舟以盛覆／41

修 身 篇

第十一章：经传为法　律则为道／49
第十二章：自持朴素　寡欲无私／54
第十三章：以术为器　共识自存／58
第十四章：师之所在　道之所存／64
第十五章：场控自然　大道知致／68
第十六章：循道善果　好之以还／72
第十七章：谓生所知　术器先行／76

第十八章：思辨为引　君子所致 / 80
第十九章：习有真知　自然而然 / 85
第二十章：先声于人　首呈之师 / 89

淬炼篇

第二十一章：萃于精华　华而不衍 / 95
第二十二章：魂定之源　源而心生 / 100
第二十三章：层级分明　宏观概括 / 105
第二十四章：提炼之过　开门见山 / 110
第二十五章：落地生根　逻辑划分 / 114
第二十六章：定准定则　规形成矩 / 119
第二十七章：多元入题　扣人心弦 / 124
第二十八章：合重之先　登堂入室 / 130
第二十九章：主辅之重　主辅相融 / 135
第三十章：情理并茂　是莫奠基 / 141

场效篇

第三十一章：自然而然　所得之效 / 149
第三十二章：乐施于众　情理并茂 / 153
第三十三章：套以之实　余音绕梁 / 158
第三十四章：惑而之解　习以为常 / 162
第三十五章：视而有为　知本道善 / 166
第三十六章：已知求惑　依反为论 / 171
第三十七章：话语致知　意呈于心 / 176
第三十八章：板散方圆　行而可视 / 180
第三十九章：续进持矣　把控过程 / 185
第四十章：既以不积　行于物格 / 191

道律篇

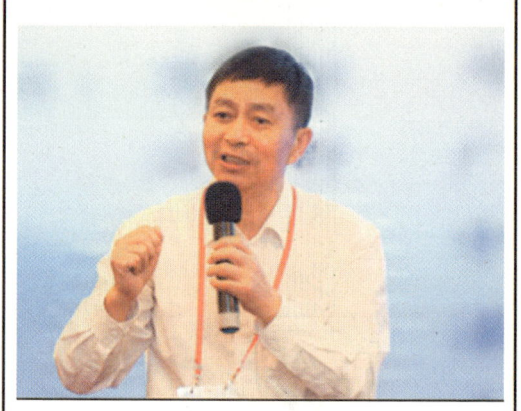
陈星伟老师授课

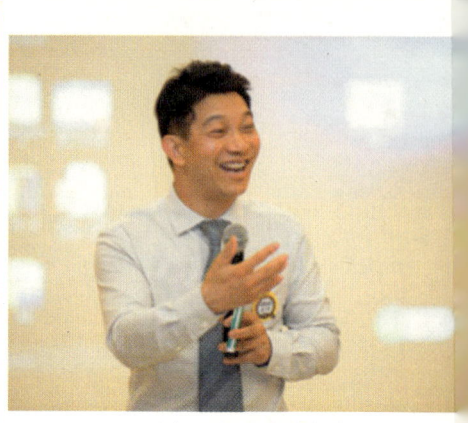
刘子熙老师授课

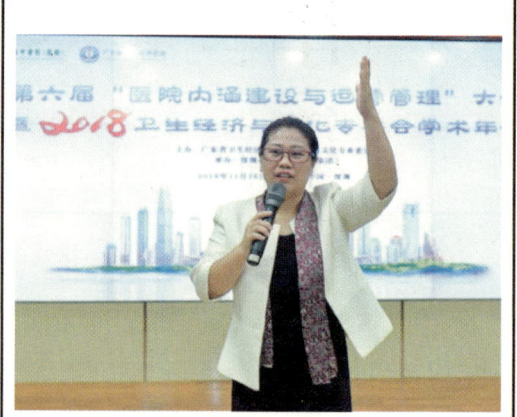
夏萍老师授课

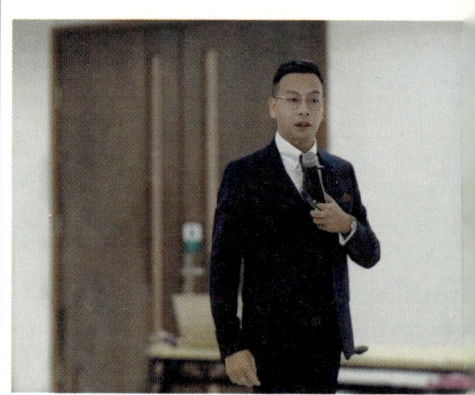
李程远老师授课

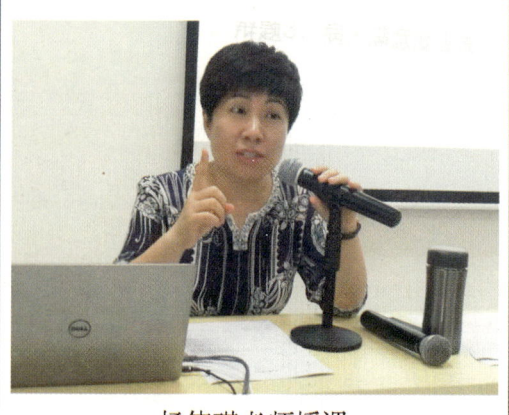
杨伟琪老师授课

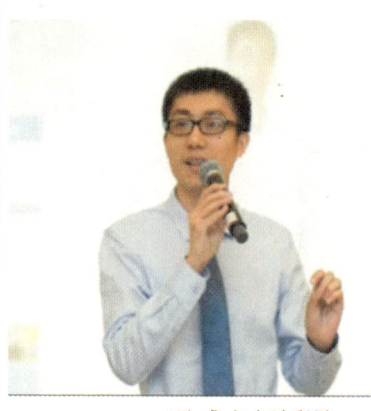
冯威老师授课

第一章：师命法道　冲形于宗

正文

师命①之谓生②，传之谓道③。率身④而教之，师道焉。非空⑤而论。是以无⑥，始于道本⑦。是以有⑧，形与而行⑨。至以万物命存⑩，是师谓而以宗⑪。

注解

①命：与生俱来。
②生：学习实践、历练成长。
③传之谓道：通过帮助他人成长而实现自我价值。
④率身：自身经历，总结归纳。
⑤空：空谈，无养分的论点。
⑥无：无界。
⑦本：根本。
⑧有：可视化。
⑨形与而行：标准的工具、方法、操作流程。
⑩万物命存：培训的规则。
⑪宗：根本。

解读

作为一名培训师，刚刚进入社会也是从零做起，慢慢熟悉岗位工作，最终形成自身经验并传授他人。萃取提炼自身经验，然后传播于他人，这就是培训师的道。培训师若能悟透自身学科的内涵法则，便可以在多个不同领域教学中使用，形成无界的状态。培训师要以无攀缘之心对待培训，去除贪欲、瞋恚、邪见，这才是师道的根本。在教学中，要形成可视化的方法、工具、流程等，以使学员能看清楚、听明白教学内容，并能学以致用。所有的领域都要遵循这个规则，培训师也要遵循这个规则。

拓展

国内知名培训师刘子熙先生曾说："澄心静虑，随行凝神。"培训师在一个行业必须先沉淀下来，然后才能慢慢地积累经验。当积累了相关的工作经验，便可以对工作技能、流程进行归纳总结，从而设计出相应的培训流程与规范，让新人能通过教学快速上手。在教学与实践过程中，培训师会形成一套关于自身领域的应用、操作原理的独特理论，进而对该领域的整个行业规则有新的认知。最终能让我们在一个行业里立足的，不只是该行业的相关技能操作，更是对该行业的规律的认知。

现在的网络很发达，可以随时通过手机、电脑等上网获取信息。但要注意的是，网上的内容可以作为一个参考，但不要把它作为自身课程的主体。因为网络上或其他书籍上的内容，是固定化的或其他老师的经验总结，如果我们直接拿来使用，很容易变成只对该内容的表象进行阐述，缺乏自身观点、经验的传授。当一个课程没有了老师自身经验与经历的萃取提炼，很容易导致内容空洞,缺乏落地的实战性。一些受训企业会以价格为导向,选择价格较低的老师。这些老师大多缺乏自身在该领域的经验与经历,授课内容空泛,导致受训企业花了钱又得不到想要的结果。于是企业对培训产生了抵触情绪,觉得培训都是花钱没有效果的。为了避免这样的情况,培训师课程的设计与制作要结合自身的经验与经历,并且要理论与行动路径相结合,这样才不会使培训形式化和空洞化。

课程可以分为两大部分。第一部分侧重于该授课领域的概念、论点、总结、道理,是课程的方向与核心;第二部分则是该授课领域的落地实战,可用流程、路径、工具、图表来呈现。目的就是使学员知道为什么要这样做的同时,也明白如何才做得到。故有刘子熙老师"心法指引手法,手法印证心法"一说。

任何领域、任何行业的培训规则,基本都是如此,也是一名培训师应当遵守的。

 语 录

人生本来就是一种较广义的艺术。每个人的生命史就是他自己的作品。——朱光潜

在人生的路上,将血一滴一滴地滴过去,以饲别人,虽自觉渐渐瘦弱,也以为快活。——鲁迅

人生最低的境界是平凡,其次是超凡脱俗,最高是返璞归真的平凡。——周国平

万物皆以区分,以心法为论点之称,以手法为落地之呼。始之以心法导手法,末之以手法证心法。——刘子熙

例说

在很多时候，我们希望他人做一件事情，都会以告知的方式向对方传达。但对方是否明白，是否会做呢？

例如，一个刚入职的员工，领导要求他必须一天内把下个月的计划做出来，并且计划一定要符合实际，也要有目标感。这个时候的新员工的内心可能是崩溃的，因为他根本不知道该如何具体、实际地把计划做出来。他只能上网收集，或者参考之前老员工留下来的模板。这样做出来的计划往往华而不实，既不符合本职工作的实际情况，也缺乏落地可行性。

这种情况就是常说的知道要做，但不知道怎么做。如果这个时候领导给这个新员工一个制定目标的工具"SMART"，并且手把手教会他使用此工具，那么他便能系统、可视化地掌握目标制定的方法与流程，从而能清晰、具体、可行地把下个月的计划做出来。

因此，在教学过程中，老师一定要利用有形的工具，将无形的理念、概念、方法、技巧呈现出来。

 延伸阅读

新入职的小张

刚刚毕业的小张是学习文书专业的，来到一家教育咨询公司担任秘书。部门主管老陈认为以他的专业和能力应该能做好这个工作，就直接安排他负责人员档案归档的任务。

一上班，老陈就让小张先把现有档案归档。小张根据自身经验使用了姓氏字母大分类，但完成后发现系统无法识别。这使他上班第一天就被领导批评，他为此十分郁闷。后来，小张发现，在归档工作中，应该用姓氏字母加数字编号排序的分类形式，而非用姓氏字母大分类形式。老陈在培训时只告知了小张需要归档，但未告知他生成条形码录入操作的程序，因此老师教学与学员理解过程出现了偏差。

培训师在讲授时不仅心中要有概念，还需具备可视化呈现流程、方法、技巧等的有形手法。当然，老师还需将内容讲清楚，使学员听明白、记得住、做得到，即让学员真正地领悟。

杨海敏培训体系的个性化与标准化的定活两便

杨海敏老师10多年前成立了一家培训科技创新思维的机构，旨在培训学员如何把创意想法制作成实体产品，并且能申请专利及参加行业专业比赛答辩的整体项目。杨老师想建立针对创意的标准培训体系，并将整套教学模式复制给他人。但如何就具有个性化、主观意识的发明创意开发出标准体系模式呢？向李程远老师学习职业培训师教程后，杨老师分步骤、分层次地剖析知识点，提炼萃取创意个性化思维概念，形成属于自身的流程和方法，从而可针对不同需求的学员而选取不同等级的教学模式，这样既有灵活性，也有规范性。杨老师的培训机构因此突破了经营上的瓶颈，成功进入加盟的阶段模式。

第二章：自立生道　落地生根

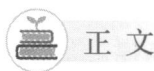 正 文

夫大命乌①，立己志成以本。使②其己，炼③其魂，布其道。道为万物之宗焉。道以立④，谓之始末⑤。授之器用⑥，承以其念⑦，广而之众⑧，进而之实⑨，效而之呈⑩。

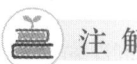 注 解

①乌：刚刚出生的样子，新手。

②使：使用，应用。

③炼：提炼，萃取。

④立：有规则，有立论。

⑤始末：起点与终点。

⑥授之器用：教会他人该领域的操作。

⑦承以其念：让他人明白其中道理。

⑧众：更多有需要的人。

⑨实：可视化的成果。

⑩呈：呈现。

 解 读

每位老师刚接触一门学科领域的时候，都是该领域的新手。

只有不断地实践与分享传播经验,才能实现自身的价值。培训师所做的就是分享自身的实践方法技巧,提炼该领域精髓,传播该学科领域的发展规律与规则。

一门学科的核心是其发展规律与运作规则。老师能领悟规则与规律,就能明白教学的规则,就能教会学员具体的实操流程,传播该领域的核心理念、实操原理。有了这样系统的教学,就能帮助更多的学员,让大家应用所学知识改善现状、提升效益,这样老师的价值也更能得到体现了。

 拓 展

无论你之前从事过多少种行业,或是某个行业中颇有经验的人员,一旦进入培训讲师这一新的行业,就是站在这种经验积累上的一个新开端,需要重新开始。培训师要通过时间的积累形成个人的信念,从而找到自己的根本,树立自己的志向;总结过往的经验和实践,领悟出行业的规律和道理,从而形成自身的方法和技巧。培训讲师要了解万物的循环规律,生生不息,有始有终,从而明白教学的规律。培训师要给予新入行的学员最基本的技能工具、原理和系统的教学技术。学员在学习过程中,要由浅入深地掌握学习内容,进而明白其中的道法。只有这样,培训师才可以帮助更多的学员,使他们利用学到的知识取得可视化的成果,形成良性循环,老师也收获自身的价值,形成个人的品牌效应。

 语 录

博学之,审问之,慎思之,明辨之,笃行之。——《中庸》
温故而知新,可以为师矣。——《论语》

例 说

一个人从事销售行业20多年,成了顶尖的销售精英,但这并不代表他就能够很好地把销售的经验教给徒弟。首先,他要有把经验传授给他人的想法,这是成为一名培训讲师的首善;其次,他能归纳总结过往20多年的经历,从中形成自身完整的体系,包括方法、原理、技巧及可视化的案例等一系列的教学手法。

老师也需要不断地进行讲授和实践,让更多的学员明白销售中的道理和领悟销售的核心灵魂,并根据学员掌握知识的情况进行总结,形成良性循环,从而体现出老师的价值,形成个人品牌。

 延伸阅读

育儿经

初为人母都是懵懵懂懂的,从零开始学习,通过请教他人,通过各渠道学习和了解相关知识,不断实践尝试,积累经验。然后,与其他妈妈相互分享实践,从中提取育儿经验,形成自己的理论,再向有需求的妈妈讲授经验和方法。通过妈妈们的学习和收获来印证实践效果,形成个人的口碑。有的妈妈以此立下志向,以传授育儿经验为本心,成为专业的育儿培训讲师。

同样,我们进入培训领域,要经历一个从无知,到有知,到经历,到积累,到成长,到成才的过程。

从《实践论》看生存之道

《实践论》中提道:"通过实践而发现真理,又通过实践而证实真理和发展真理。""实践、认识、再实践、再认识,这种形式，循环往复以至无穷，而实践和认识之每一循环的内容，都比较地进到了高一级的程度。"由此延伸出，作为新入行的培训师，哪怕之前在某一行业有很多经验，都需要从零开始，通过实践发现真理。

一名职业经理人在做培训师之前，曾经有着丰富的广告策划经验，后来怀着一颗对培训热情的心转行做教育培训。他按照之前广告策划的做法来经营培训机构，虽然招募了第一批学员，但由于课程缺乏专业度，慢慢失去了市场，濒临倒闭。后来他做出调整，注重课程质量，研发课程教具，投入大量的人力和费用打造产品，但因缺少前端销售的手法，还是失败了。经过五六次的尝试，他总结经验，终于探索出适合自身企业的生存方向和定位的经营模式。最后，学员获得成长，老师获得价值感，企业有口碑，形成了良性的运作。

各行各业的生存之道都基本相同。随着互联网资讯的发达，线上的知识很容易获取，而培训的升温与升值也对培训师提出更高的要求。衡量培训师培训质量高低的唯一标准就是培训后的效果，而衡量价值的标准是是否有人愿意为其知识付费。培训师应该对培训及培训的结果负责任，让培训能够提高人们在瞬息万变的竞争中应对各种挑战的能力。

也就是说，学员有成就，培训师才有价值。

第三章：传而以立　炼而之效

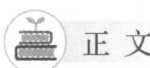
正 文

师传尔之需①，立成所为②。情③以施人，无为之。虑④而之急，炼⑤而效⑥得。谓之本⑦行⑧。

注 解

①需：学员的需求。
②为：指老师对市场的教学定位。
③情：现有固定内容。
④虑：挖掘，分析印证。
⑤炼：提炼，萃取。
⑥效：成效，可视化成果。
⑦本：教学的初心。
⑧行：行动。

解 读

　　老师和学员是相辅相成的关系，先有学员需求，才有老师传授的必要性。在课堂教学中，如果老师拿着自身现有课件直接教授，未必会和学员内在需求匹配。老师要根据学员的现实需求，再结合课程领域进行重新提炼萃取，这样才能帮助学员解决现实问题，才符合老师的教学初心。

 拓 展

在当今的培训行业中，有相当一部分人为了牟利而违背本心，给培训行业蒙上了阴霾。因此，培训行业的老师要遵循首善，坚持自己的志向，遵从本心，不要被利益蒙蔽了双眼。要随时、随地、随处遵从自己的本心，做得堂堂正正，起到表率的作用。

企业聘请培训师是为了解决企业存在的问题，如果培训师只在网上搜索，照搬搜索结果，是解决不了企业的问题的，培训也就失去了意义。专业的培训师需结合自身的经验和观点，融合在实际的应用当中，及时给予反馈，帮助企业解决当下问题，从而形成良好的口碑。

慈为万物慈，俭为万世俭。培训师即使不敢为天下先，也要有为天下谋太平的思想。

 语 录

爱人者，人恒爱之；敬人者，人恒敬之。——《孟子》

教子者，宜先去其傲心，养其谦德，使能温恭退让，行无邪僻。——《教子要言》

教师之为教，不在全盘授予，而在相机诱导。——叶圣陶

我以为好的先生不是教书，不是教学生，乃是教学生学。——叶圣陶

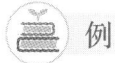 例 说

我们一般将提出需求，希望老师提供培训服务的人力资源部

门或相关需求部门统称为需求方,也就是很多培训机构所说的甲方。培训机构或老师会不断调整内容和授课方式,以满足甲方需求。需求方很少全程跟进,最终的课程效果由学员评定。然而,需求方提出的需求与现场学员的期待会有一些出入。如果按照以上做法,虽然符合需求方的需求,但满足不了学员的期待,也会导致课堂评价不高,最终需求方认为机构或老师有问题。

因此,在与需求方沟通时,应该首先满足其所提需求;但在授课的时候,可以根据现场学员的期待来调整内容权重。这样才能最大化满足双方的需求。就像刘子熙老师常说:课纲配需求,讲法对期待。

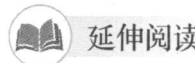 延伸阅读

刘子熙老师的控场

刘子熙老师曾为某国企提供上课服务,学员均为 15 年工龄以上的老员工。其中,听过职业培训师教程(TTT)的课的学员超过 10 人。刘老师上台就说:"今天我啥都不想说。"助教听后非常吃惊,还以为刘老师还没上课就准备下课。紧接着又听到刘老师说:"在座的都是经验丰富的职场人士,对于 TTT 内容,我不想说我想说的,只想说大家想听的。"于是学员们马上提出自身在 TTT 领域的困惑,刘老师也根据大家的问题紧扣课程进行讲授。课堂在开始的时候便建立了老师与学员的共识,然后重组结构,以情施教,使整个课堂氛围活跃,学员有所收获,老师的个人品牌也树立起来了。

李程远老师的需求挖掘

一位企业负责人找到李程远老师,说团队里的成员授课很差,控场不到位,内容不精辟,希望学习 TTT。经过调研分析,

李老师发现该团队老员工较多,形成固有的工作意识与习惯,缺乏冲劲与积极性,只把讲课当成工作形式的一部分,消极面对。《大学》说:"欲修其身,先正其心。"上述情况出现的原因不是技能问题,而是心智与意识问题。于是,李老师没有急着向大家教授上课技巧,而是先用自身资源组建授课平台,安排该组织成员上台讲课。通过平台的搭建,让他们感受到自身价值在讲台上的体现,从而产生对讲授的热爱。这时再开展授课技巧教学,就取得了良好效果。

  在这个例子中,原以为第一需求为授课技巧;通过挖掘与分析,发现第一需求为平台呈现。

第四章：若以善致　似以阳霾

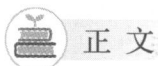
正文

师以为善，致以阳霾①。融②之色③，贯④于行，板散张弛。几道行⑤，正道疏⑥。疏道以于活⑦道，道道通⑧。

注解

①阳霾：阳光照进黑暗中。
②融：自我认知与知识点的融合。
③色：立足于自身角度的观点。
④贯：贯彻，贯穿。
⑤几道行：遵循师道的法则。
⑥疏：疏通，通畅，四通八达。
⑦活：有独特的见解，自身的思想境界。
⑧道道通：环环相扣，层层递进，自圆其说。

解读

老师遵循师道的首善，就像将阳光照进黑暗混沌的世界里。老师在提炼观点时要立足于自身，再将其贯穿落实到实际培训中，做到收放自如。只要遵循培训师的运作法则，道路就能疏通无阻。每一条道路都疏通了，整个大道就活了，大道的法则也就通了。

 拓 展

师道包括两个方面的含义：师者，乃凭借自身的思想、知识、道德引导他人走向完善，进而传播社会文明，促进社会发展的人；道者，乃贯穿天、地、人、万物的本源及宇宙的普遍法则。为师有道，"师道"乃是天道、地道与人道合一同构的理想追求。从培训师自我发展的角度看，"师道"实则反映了培训师健全的人格魅力，是外在事功人格与内在德性人格的有机统一。

培训师的外在事功人格指向外部客观社会，它是培训师的处世能力与应世之道，表现为培训师具有所以为师的知识、技能。

师者的内在德性人格指向内部主观精神，它是人生价值追求与为人之道，是师者主体在对自身职业的意义、精神归属、教授方式的认知基础上而生成的精神品质与道德境界，是师者对自身"以何为师"的人生追求，它对师者自身发展起到定向作用。师者应弘扬向善与向上的精神。师者将求真之知、向善之意与创美之情相互融合，凝结成内在的信仰。信仰是师者在培训过程中评判自己行为善恶的内在力量，当师者感到自己的行为符合要求时，就会产生一种快乐、欣慰的情感，从而得到精神上的享受和满足，进而产生新的力量和信心，不断进取。教育信仰的获得要求师者不断地感悟、反省与修炼。师者德性人格的生成，是师者终身追求的道德境界。

总而言之，"师道"是师者内在德性人格与外在事功人格的辩证统一。事功人格需要德性人格的引领，德性人格需要事功人格的关照。德性人格在于使师者向内探寻，有效实现对自我生命境界的提升；事功人格在于使师者向外求索，有效实现对客观现实环境的改造。培训师如果具有这一特殊职业群体所独有的做人品格与做事能力,便会实现自身"内圣而外王"的人格境界。

 语 录

经师易求,人师难得。——《周书·列传》

古之学者必有师。师者,所以传道授业解惑也。人非生而知之者,孰能无惑?惑而不从师,其为惑也,终不解矣。——韩愈

三人行,必有我师焉。择其善者而从之,其不善者而改之。——《论语·述而》

 例 说

师者的使命到底是什么?简言之,就是铁肩担道义,传播正能量。目前的培训行业,一部分培训师在培训中为了追求功名利禄而忘记了首善之心。道不远人,道在人心中。培训师要告诉自己的学员,人间正道是沧桑,要正道直行。一名培训师应该具备师德,能够脚踏实地,恪守本分,不断进步完善,提升个人修为,不断探索,务求达到真知向善,凝结而成个人内在的信仰,达到自己所追求的境界。培训师是一个非常有意义的职业,因为培训师的每一个举动都有可能影响甚至改变别人的一生。

 延伸阅读

无问西东:一位培训师的独白

讲师有三个层次:第一个层次的讲师是自己在讲堂上讲得很兴奋,自己觉得自己很厉害;第二个层次的讲师是自己讲得很兴奋,学员听得也很有兴致,不仅讲师觉得自己厉害,学员也觉得讲师很厉害;第三个层次的讲师是放下小我,以学员为中心,充

道律篇

分开发学员的潜能,让学员觉得自己很厉害。现在的我早已从"讲自己想讲的"跨越到了到"讲学员想听的",目前在往第三层次提升的道路上。我的目标是不光让学员充分接纳和喜欢自己,还要让学员成为更美好的自己,成为内外更统一、更完整的自己,去影响更多的人。爱流涌动,无问西东。

电影《无问西东》中有这样的台词:"如果提前了解了你们要面对的人生,不知你们是否还会有勇气前来。"同样,选择做职业讲师,要面对很多的压力、困难和挑战,如果你了解了,你是否还有勇气走下去?用《无问西东》中的台词回答:"爱你所爱,听从你心,行你所行,无问西东。"这就是我的心声。也以此送给所有热爱培训并在讲师道路上执着前行的同行们。一路同行,无问西东。

第五章：天地不息　方圆自生

正文

天地不息，方圆自生①。锋藏钝②，辩养讷③，本④以人，色⑤以事。敬⑥之以吾，从⑦而之道。故以无私⑧所得，成⑨众之方圆⑩。

注解

①自生：自运作，循环不息。
②锋藏钝：锋芒要藏在钝器里，不要外漏。
③辩养讷：即使能言善辩，也要学会保持沉默。
④本：本色，本心。
⑤色：角色，岗位职责，权利义务。
⑥敬：发自内心的认可与敬重。
⑦从：在一开始的时候就摆正位置。
⑧无私：不以私心或私欲出发。
⑨成：成就。
⑩方圆：规则的循环之道。

解读

天地之所以能循环不息，是因为已经形成了一种循环的规律。道要运行劲健,就必须有循环的规律和明确的规矩,这样才能实现真正的自健康。锋芒的宝剑要把它藏在钝器里,再能言善辩也要学会讷言。尽职做好自身本分,明确自身角色。这样才会获得大家的敬重,才能不断地使道循环。

 拓 展

在我们所看到的世间万物,都有很多永不停息、自健循环的规律。就像一年四季,冬去春来。这种万物不息最大的特点就是能自健地运转循环,永不停歇。能有如此现象,是因为已经形成了一种特有的规律。老师也要把教学效果和自身的品牌运作结合起来,形成循环不息的规律,这就要从首善做起,正如《大学》里所说的止于至善。而培训的循环劲健,要先自我修炼,藏锋于钝,养辩于讷。要做到在源于他人观点的基础上再建立观点,这才是老师所要具备的立场。刘子熙老师说过:"师之所在,道之所存。"培训师要时刻牢记作为老师的职责与使命,对于知识要时刻做到萃取、提炼、分享,而并非只关注授课的形式,这就是我们作为培训师的本色。

培训师并非只讲述自身所知,更是要通过成就对方来成就自我。培训师要遵循道的规则,履行好自身职责与使命,不要为了讲课而讲课。只关注自身该如何展现,把所有精力都放在PPT设计和固定授课话术,容易本末倒置。课堂培训的关键在于课程首善的设计,也就是课程的方向与学员接受改变的匹配度。学员只有通过应用所学知识来获得成效,才会对老师产生发自内心的敬重。因此,老师站在台上讲课,不应只关注呈现的形式,更应该关注内容的方向与学员接受并落地实战的匹配度,这样才是遵循培训的法则与规律,才能称为真正意义上的无私。

语　录

做厚讲薄、定活两便、内容重建。反思常识、探究本源、重新再定义。——刘子熙

其本乱而末治者，否矣；其所厚者薄，而其所薄者厚，未之有也。——《大学》

 例　说

现在培训市场上的比赛越来越多，参加比赛的人无非有两种，一种是想学习的，另一种是想展现自我的。大赛都会有不少评委，对每位选手的展示做出点评。但有些评委言语过于犀利或过度否认选手的观点，甚至导致言语冲突。藏锋于钝，养辩于讷就是要不过度否认他人观点而表述自身立场。评审如此，上课如此，日常生活工作、为人处事更是如此。

 延伸阅读

基于行动学习理论的医院优质服务内训管理体系构建

2007年开始，广东省中医院率先引入行动学习理论体系，通过14年的探索、实践和创新，逐步构建起医院优质服务内训管理体系。作为医院患者服务中心主任，夏萍博士在推动服务内训落地的过程中逐步摸索，成功建立了优质服务内训体系、精益医疗培训体系等在行业内有知名度的培训管理体系。

很多人都在做医疗行业培训，但为什么夏萍博士的培训落地性会特别强，并且能在数据上看到培训后时效性的变化呢？夏萍博士采取的是基于工作场所学习理论（workplace learning），即将学习活动植入工作实践中，成为工作的一部分：学习就是工作，

工作就是学习。这有别于传统观点认为的学习不能占用工作时间或学习会影响工作等。工作场所学习理论促进了内训师的工作与学习的整合。

很多时候，我们接到一个培训需求，第一时间会设想如何把课件设计好，特别是PPT的制作与案例的收集。但这种做法往往容易使培训陷入误区。夏萍博士在设计培训计划的时候，更多地侧重于对整个培训闭环的设计，而并非仅针对单一的课程。同时，夏萍博士会从个体、团队、组织三个层面来强调行动学习对问题解决的影响，并关注行动学习流程、规划和培训项目计划的设计。

夏萍博士首先带领团队就各对象科室的情况和需求进行摸底调研，然后对需要通过培训解决的服务类与医疗质量问题进行分类汇总。分类后，分别从预训、正训、实战应用训练、综合评估训练四大流程进行课程设计。其中，实战应用训练并非只在课堂中进行，更多的是在日常工作中进行指导与带教，从而实现学习与工作、解决问题与完成任务、个体发展与组织提升的有机统一。

这种闭环型的培训把单一的培训转变成了流程性的培训。也正是因为有这样的培训体系，夏萍博士的培训在实战落地中屡创佳绩。这种基于行动学习理论的优质服务内训管理作为医院管理创新的引擎和抓手，取得了实实在在的成效。医院也由此建立了优质服务内训师和精益医疗绿带两支服务改善先锋队。作为优质服务体系的实践者和受益者，医院积极分享优质服务管理的成果与经验，扩大对外交流，为行业提供改善医疗服务的方案。

第六章：道矣长存　川流不息

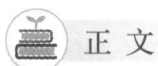

正文

道矣长存①，似谓盘神②。阔③天地，生④万物。是谓泉涌⑤，绵⑥之流，聚天地⑦，落山田，回⑧其流。川流不息。

注解

①道矣长存：道的持续存在。

②盘神：开天辟地的神。

③阔：开创。

④生：生命的开始，新生。

⑤泉涌：大河源头的泉眼。

⑥绵：连绵不断。

⑦聚天地：汇聚在江河，又经过蒸发形成云朵。

⑧回：回到最初的地方。

解读

培训师能遵循道的循环，便能在行业里持续而行，就像天地伊始的创造者，开天阔地，生长万物。就像大江河的源头，长流不息，绵绵不断，经过山川田地，汇聚成海。再成云化雨，倾落山田。这样就是循环的规律。

拓展

　　道是一种自行运作的规律，不以人的意志为转移。大自然的道，我们称为天道，是自然循环的现象，如日月星辰、江河山川。培训师的道之中也会产生规律。我们可以把这种规律分为强势规律与弱势规律。培训师强势规律更像一本"武林秘籍"，能让你快速基于自身经验而制定体系，形成专属的培训规则。而弱势规律则是依附于强势规律的破格获取的。强势规律是结合人性的自然规律，而弱势规律需要强势规律的规则带动，两者相辅相成便可长存。培训师需要看透自然规律的破格性，这种破格更多体现在顺应发展的需求性，同时要利用强势规律设定规则。目标是有终始的，而过程是规律中的一部分。正如文中所说"似谓盘神"，这就是培训师的"真我"状态。

 语录

　　使死而有知乎，安知其不如生？如遂无知耶，又何生之足恋？——陆机

　　致虚极，守静笃；万物并作，吾以观复。夫物芸芸，各复归其根。归根曰静，静曰复命。——老子

　　"一课四训，全程跟进"，方可有限时间，有效训练。——刘子熙

 例说

　　一个事物或一种现象能持续存在，一定有其自身的道。例如，每天都有生命消逝，但每天也有新生。培训师的发展也要符合道的规则。如果只为讲课而讲课，就容易被利欲、瞋恚所影

响，培训就只能走向终点而不复循环，便无道可循。以培训之心对待各场景，每一次培训的结束都是下一次的开始，便会形成自身法则。

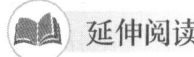 延伸阅读

一呼一吸之间

相传有一天，佛祖释迦牟尼与众弟子站立青山之巅，俯瞰人间。人间的每一座城市都车水马龙、熙熙攘攘，热闹非凡。佛祖看见那些行色匆匆的世人，心生悲悯。他有心点化众弟子，于是问道："你们说说，人们这样整天忙碌究竟为了什么？"

一个弟子双手合十，毕恭毕敬地回答道："芸芸众生之所以这样忙碌，不外乎就是为了'名'与'利'，因为在他们看来只要有了这两样，就什么都有了。"

"哦？有了名和利又能拥有什么呢？"佛祖继续问。

"有了名，可以得到别人的尊重；有了利，可以满足肉体上的需求。"弟子回答道。

佛祖接着又问，"那么一些无名无利的老百姓，他们为什么也苦于奔波劳累呢？"

"作为老百姓，他们忙碌就是为了满足最基本的穿衣吃饭，养家糊口。"一位弟子有些不忍地回答。

"穿衣吃饭为的又是什么呢？"佛祖一步步地追问下去。

"人们穿衣吃饭为了滋养肉体，让生命得以延续啊！"一位弟子起身答道。

此时，佛祖的目光环顾众弟子们，平静地问："你们说说，人的肉体生命有多长久？"

一位弟子先说："众生的生命平均算一下，为几十年的长

度。"佛祖摇了摇头,说:"你这样回答,说明你不了解生命的真谛。"另一位弟子说:"人的生命和花草一样,春天生发,夏日茂盛,秋时鼎盛,冬季凋零。"

佛祖笑了笑,说:"你这样回答,说明你能体察到生命的短暂,但对于佛法的了解仍局限于表面。"

一位弟子开口说:"在我眼中啊,人的生命如同蜉蝣,早上出生,晚间凋亡,仅仅是一昼夜啊!"

佛祖微笑着说:"你这样回答,说明你对生命朝生暮死的现象观察入微,对佛法的认识进入肌理,但还不够透彻。"

就这样,佛祖不断地否定弟子们的回答,弟子们得到了启发之后,领悟越发深入。这时,一位弟子站起来说道:"人的生命犹如朝露,阳光下晶莹剔透,折射出七彩斑斓,但转瞬即逝,犹如露珠一样变得无影无踪。"

佛祖含笑不语,等待着弟子们的回答。又有一位弟子站起来了,他回答道:"依弟子看来,人的生命的长度就在一呼一吸之间。"

众弟子听到这样的回答,都看着佛祖,想知道佛祖会说什么。

"说得很好!"佛祖满意地说,"人的生命的长度就是在这一呼一吸之间,只有认识到此地步,才能体会生命的精髓。在这短暂的生命中,人们不要整天忙碌,应该使生命保持在一种平静、平稳中,想想自己到底要什么,然后把握住时间,努力奋斗,自强不息。"

第七章：开阔阔达　明理则道

 正文

除玄览①，能以君为乎？精其涵②，能为圣人乎？予刚柔③，能无为人④乎？五门⑤开，能为教成乎？名⑥不知明⑦，道则通理⑧，师焉。

 注解

①玄览：高深的知识。
②涵：课程的内容。
③刚柔：这里指授课的方式情理结合。
④无为人：完全让人接受与学习到位。
⑤五门：各大学科，职场热门领域。
⑥名：讲师的名气。
⑦明：明白事理与明白道的规则。
⑧理：自身领域的道理与规则。

 解读

学习了所有的领域，就能成为好的老师了？只知道课程怎么讲，就能成为圣人了？只关注授课的形式，就能让学员学透？各种领域都能讲，就能教好学员？不要只关注自身名气，应多钻研明白自身领域，找到教学的循环规则，才能成为明师。

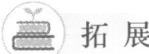 拓 展

是不是只要有广博的学识就能成为一名优秀的老师呢？当然不是。在以全球化、信息化、知识经济为特征的时代背景下，老师应该具备顺应时代发展的多元化素养。北京大学教授林崇德提出教师的核心素养包括学科素养、教学素养、数字化素养、学会学习、人际关系、跨文化和社会素养、创业精神等。如果一名学识渊博的老师在培训教学的过程中还是沿用"填鸭式"教学方法，忽略教学技巧和丰富的情感，那么很可能导致学员产生厌学情绪，从而大大降低教学或培训的效果。一名老师只专注课程的内容，并不能取得良好的培训效果，成为学员心目中的"人师"。比如，在英语阅读教学中，如果老师教学的重点都放在单词词汇和英语语法上，没有关注到语言的文化背景，这会使学员很难理解文章的含义。如果老师能够教授多个领域的知识和技能，那他是否就是一个好老师呢？其实不然。曾国藩说："凡事皆贵专，求师不专，则受益不久；求友不专，则博爱而不亲。"比如一位厨师什么菜式都会做，而另一位厨师只做粤菜，那么哪位厨师做粤菜的水平会更高呢？综合来看，成为一名优秀的老师不仅需要关注授课内容本身，还需要关注文化背景等相关因素，正所谓"知其然，知其所以然"。老师要在传道、授业、解惑的过程中展现自身扎实、丰富的学识素养，并且融入教学技巧和丰沛的情感。讲授者不明白教学的客观规律，就不是真正意义上的明师。明师和名师有所区别，明师乃为明白道理的老师。明师要懂得教学或培训的客观规律，使学员最终达到学习目标。

语录

师者,所以传道授业解惑也。——韩愈

治学贵专,不专则广览而不精,博阔而不深,只能得其皮毛而失其本质,知其形而忽其实,懂其表而不识其内涵。——曾国藩

 例 说

如今很多老师只专注于授课内容本身,比如讲中医外治只讲操作技术与理论知识,往往忽略学员学习这些东西最终的目的是什么,使培训效果不尽如人意。学员想通过培训改变现状的这个需求是客观存在的,如果老师在讲中医外治时不去满足学员的这种客观的需求,没有人愿意听这样的课,因为这个老师没有遵循学习培训的客观规律。

 延伸阅读

王倩玉主任的从蒙养正

中山大学附属第八医院王倩玉主任,在培养人方面主抓根源。一位工作近20年的护士找到王主任,说想改变自己,希望成为一名护士长。那么如何帮助她完成这个目标呢?王主任首先给她做经验萃取、构建逻辑等一系列训练,并为此搭建一些培训授课的平台,让她在众平台中不断展现自我,让更多人认识她。然后,王主任帮助她做课程落地系统,用自身课程独特的观点与授课方式,让她在课堂中能够掌握学习内容。通过这样的方式,学员们课后在实战落地中建立起对她的认可度。这样,她能建立自身自信,享受这种成就感,进而精进她的培训能力。最后,该

护士在医院组织的护士长竞聘选拔中脱颖而出,成为一名护士长。由此可见,能够称为师的人,都遵循了学习必有所得的客观规律。

护理部陶艳玲主任的"池"培训

深圳市龙岗中心医院有一个特殊的护理单元——护理池。护理池里的护士就是俗称的机动护士,哪里需要支援就被派去哪里。有一天,一位护士找到陶老师,说自己作为一名机动护士,没有固定的科室,没有归属感,用一个字形容就是"漂",不想待在护理池了。缺乏归属感是机动护士职业倦怠的重要因素之一。如何帮助她们找到个体的价值与归属感,提升工作绩效?

陶主任意识到仅靠培训专业知识与技能来提高岗位胜任力还不够,只有建立起机动护士队伍的内在文化,才能使她们有效突破心理困境。陶主任首先带着大家做头脑风暴,为团队名称"护理池"赋予新的意义:"池"寓意资源的储备与培育;凝练了护理池寄语"海阔凭鱼跃",寓意每个个体无限的成长空间与潜能。同时,将团队目标定义为:一个具有良好专业能力与协作精神的团队,一个让护士有美好记忆的团队。组织文化的提炼让护士们具备了共同的目标与信念。那么如何让信念入心,让目标落地呢?陶主任将机动护士成员分成了四组,每组设一名小组长,制订以小组学习(TBL)为基础的个体赋能计划,将TBL与多种学习形式结合。这使每月一次的护理池学习变成小组间的竞技场,有期待,有挑战,有成效,在提升专业能力的同时,增强了机动护士的集体荣誉感。此外,在陶主任的引导下,团队建立了一套常态化的内外部沟通机制,将团队的"美好"文化融入日常的工作与生活。内部沟通:见证重要时刻,年度纪录片,创造与记录彼此的美好时光;外部沟通:跨团队学术交流时送给老师的一面锦旗、一张证书，每次查房时为患者准备的一份小礼品，举办年度感恩会，等等，将美好带给身边的人。

  现在，机动护士们都喜欢称陶主任为"鱼妈妈"，把自己喻为护理池的小鱼。前文中提到的机动护士现已成长为一名优秀的护士长，回顾在池子里的岁月，她说："做一名机动护士，让我收获的不仅仅是专科知识与技能，更多的是发现美好及面对困难和未知的勇气，我似乎看到了未来的自己——一条坚强的小鱼。"正如古希腊哲学家柏拉图所言："理想国度的实现赖于良好的教育，教育的任务不是向灵魂中灌输知识，而是促使灵魂转向美好。"这就是为师之正道。

第八章：有为而利　无为而用

正文

厨余①所弃，使其之，再生之用。锈铁以残②，善其能，玄钢之用。风林③以为落，善其能，用之方絮④。故有以存⑤无以⑥为利，持有以利而无为⑦之用。

注解

①厨余：泔水，餐厨垃圾，指厨房所产出的剩余垃圾。
②锈铁以残：生锈的铁，废弃金属。
③风林：树林，树木。
④方絮：通常指纸张，水中的絮经过滤水之脱水，黏合后形成的方形物。
⑤以存：合理应用与利用。
⑥无以：看似不好或无用的东西。
⑦无为：无所不为的应用。

解读

厨房里所丢弃的泔潲，只要做好管理，可作为饲料喂食等之用。生锈的铁或废弃的金属，经过炼铸，可变成多种性质良好的金属。树林里的落叶残枝，通过技术制造，可以变成我们日常所使用的各类纸张。对于看似平常的所见、所想，培训师要做好记录，通过技术转变，将这些知识变成教学所用素材。这些素材甚至可以用在多学科领域上，变成无界的无为之用。

 拓 展

这个世界上没有绝对的腐朽和神奇，两者在某种条件下可以相互转化。例如，厨余垃圾经过加工也可成为饲料、工业油脂等再生资源。这样的例子常常在我们的教学和培训中有所展现。《马文·柯林斯的教育之道》中的主人公马文能让每一个孩子都优秀起来。例如，课间活动时，一个男孩踢了同班同学一脚，马文就要求他去查找"kick"（踢）这个词的词源，并向全班汇报他的查找结果；另一个男孩在课堂上吹泡泡糖，马文就让他去查找口香糖的历史。老师在培训和教学过程中应该善于思考和观察，因地制宜、因材施教，将劣势转为优势，让教育和培训展现出化腐朽为神奇的"魔力"。

 语 录

培养教育人和种花木一样，首先要认识花木的特点，区别不同情况给以施肥、浇水和培养教育，这叫"因材施教"。——陶行知

从我手里经过的学员成千上万，奇怪的是，留给我印象最深的并不是无可挑剔的模范生，而是别具特点、与众不同的孩子。——苏霍姆林斯基

三人行，必有我师焉。择其善者而从之，其不善者而改之。——《论语·述而》

例 说

在教学或培训过程中，我们有时会遇到这样的情况：一些老员工认为课程内容不新颖、太简单，在情绪上处于消极不配合的状态。如果我们能够改变这些老员工的观念，他们可以起到带动和示范的作用。例如，一位培训老师到一家医院讲留置针的穿刺，一些员工觉得这个内容太简单，也已经讲过很多次，不想再听了。但是，培训老师现场把这些员工的经历提炼为优秀案例，如此，培训老师不仅能与员工们建立高度的课堂共识，也能让其在课堂中发挥更好的带教作用，还带动了其他员工学习的积极性，增强了员工的学习氛围和学习热情。

 延伸阅读

周丹老师带教护生案例介绍——赏识教育

周丹老师在临床担任带教老师的时候曾带教过一名男护生。这名男护生并不是大家心目中的优秀实习生，因为他在操作技能上的实践能力很一般。当其他护生已经能够熟练掌握穿刺技能时，他还在经历频繁的穿刺失败；当其他护生已经能够熟练操作导尿时，他在操作时还是手忙脚乱。但是，周丹老师发现这名学生有较强的心理承受能力和组织沟通能力，就让他担任本科室实习护生的小组长，每日组织护生完成老师交代的工作，带领护生到患者床边与患者沟通，倾听患者的倾诉，在老师的指导下对患者进行健康指导，等等。因此，这名男护生在科室实习期间获得很多患者的表扬，并且成功带动了其他护生走近患者，学会与患者沟通交流。这无疑有效地发挥了这名男护生的优秀潜质。

周秀红老师的"趣学"培训

神经外科岗位护士流动性大,队伍普遍偏年轻。周秀红老师认为,想让新手护士快速入门,胜任神经重症患者专科护理和应对瞬息万变的病情变化,培训者要有很好的变通能力。

说起专科疾病抢救流程,刚入职的年轻护士小映可以倒背如流;可是一遇到患者突发病情恶化需要抢救,她就傻眼了,站在一边不知所措。为了提升她的急救配合能力,周秀红老师巧妙地运用了年轻人喜欢的角色扮演,让她通过角色扮演尝试不同角色,明确气道管理、循环支持、记录和外联等不同角色的定位和任务。后来,小映在面对急救场面时再也不犯怵了,她的快速成长让医生刮目相看。

周秀红老师会根据培训内容采取不同的方法教学,如工作坊、经典案例分享、技能示范、现身说法等,目的就是要受训者能全身心投入培训中,充分调动大家的积极性,使学习不再是负担,在看似"好玩"的氛围中学习知识,掌握技术,提升护理服务意识。

第九章：混沌之弃　去彼留此

正 文

五学①致智荒②。调阳③以为乐④，使其耳聋。踏下而上，令得其货⑤而之其狂⑥。心无所道，使其矢志⑦。是故师者以为腹⑧，消其利⑨，弃其欲⑩，去彼取此。

注 解

①五学：各个领域与各学科都去学讲。

②智荒：意识与智慧的荒废，没有自身的核心思想。

③调阳：韵律的声调。

④乐：乐趣。

⑤令得其货：就算得到贵重的货物。

⑥狂：猖狂。

⑦矢志：失去心智。

⑧腹：经验、历练。

⑨利：自身利益。

⑩欲：私欲。

解 读

什么领域都讲，缺乏在自身领域的钻研，是荒诞不经的。奏乐如果只是把声音奏出来，听了也没有感觉。只靠损害他人利益上位，便失去了其内心的本义。心中没有建立师道的初心，会使其失去作为老师的意义。老师要建立与自身领域相关的教学理念与法则，不应只以利益为教学目的，并且不要只思考在教学中带来的自身效益。只要学员有好的培训成果，老师的名声自然就有了。

拓展

教育是人类传递知识，教授经验，为改造和发展人类自身而进行的一种实践活动。老师和学员是教育永远的主题。随着时代的进步，企业发展的需求在改变，职场对培训师这个职业已经不是"教书匠"的简单要求，更多带着"教育专家"的期待。所谓"专家"，即韩愈《师说》中"闻道有先后，术业有专攻"的老师。一个领域，能让学员有深刻印象的老师往往是在这个领域深耕多年，能结合自身经验将知识生活化、具体化再传授的老师。学员在老师的讲授中感受到相关专业知识的"生气蓬勃"进而爱上这门学问。如果一个老师只是在课堂中按照教学任务照本宣科，课堂乏味而无聊，渐渐地，学员就会远离这个课堂，甚至远离这个专业。

如果老师想建立面面俱到、样样皆能的形象，在自己不是很擅长的领域生搬硬套帮助学员"解惑"，是否会因浅薄而不自知造成学员学习兴趣"死亡"？专业老师更多的是根据学员的需求，在自己所擅长的领域，结合经验及感悟，让学员有所触动，学员将知识运用到生活和工作中做出成绩。这样，老师的名气和利益就自然来了。

语录

五色令人目盲，五音令人耳聋，五味令人口爽，驰骋畋猎，令人心发狂，难得之货，令人行妨。是以圣人为腹不为目。故去彼取此。——《道德经》

闻道有先后，术业有专攻，如是而已。——《师说》

例说

高校老师是人们心中"教育专家"的代表。高校的传统职称评聘设定了严苛的申报及评审条件。2017年，中共中央办公厅及国务院办公厅印发了《关于深化职称制度改革的意见》，指出合理设置职称评审中的论文和科研成果条件，突出评价专业技术人才的业绩水平和实际贡献，取得重大基础研究和前沿技术突破、解决重大工程技术难题、在经济社会各项事业发展中做出重大贡献的专业技术人才可直接申报评审高级职称。广东、上海、浙江等地也率先出台了改进职称管理服务的地方性政策文件，高校在评聘人才上的主导作用日益彰显，身处其中的老师也更加坚定了专业化发展的信心。术业有专攻不只是高校职称评聘的上策，也体现了师者对学员的尊敬。

延伸阅读

方胜先主任专业解惑

深圳市龙岗中心医院心内科方胜先主任是一名内科学老师。当学员问到高血压引起脑出血相关问题时，方主任根据自己多年的临床经验，用实际临床案例介绍可能遇到的疑惑及解决方案，让学员受益匪浅，赢得学员阵阵掌声。但当同学问到脑出血的手

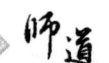

术问题时,他建议在外科学课堂上和神经外科的老师进行深入探讨,并介绍了神经外科的专业的老师。

陈凌主任受邀,坚定授课专科研究方向

某医院省级教班邀请广东省人民医院护理部主任陈凌讲解恶性心律失常的识别及处理的相关知识。陈凌主任当即表示,虽然自己在广东省人民医院心研所临床深耕几十年,有自己的见解和经验,但转行政岗已有几年,不太适合讲授此内容。陈凌主任问医院是否有关于心血管就诊患者心理筛查的疑问,表示愿意分享自己的最新研究方向。最后,陈凌主任讲授心血管患者心理评估,获得同学的热烈追捧,宾主尽欢。

第十章：好学之天　舟以盛覆

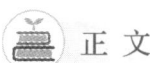

正文

盛世①若惊②，畏矢志之身③。极致之翻④，是谓夜昼。盛之若惊⑤，失之若惊。盛以吾身⑥所得，失以吾身之失。故师以好学为天⑦，则寄于好学之舟⑧。盛⑨亦舟，覆⑩亦舟。

注解

①盛世：大众培训市场。
②惊：失去信心。
③矢志之身：失去本志，行为偏差。
④翻：循环的重新开始。
⑤盛之若惊："惊"指惊喜，快速获得名利。
⑥吾身：自身的经验萃取与淬炼。
⑦天：大的宏观规律。
⑧好学之舟：不断地自我提升是老师发展的核心。
⑨盛：成就名利。
⑩覆：无所获。

解读

如果培训已让学员失去信心，那么教学的本质与方式就会出现偏离。事物到了最巅峰的时候，应该能回归本源，就像白天与黑夜的循环。如果没有教学的运行规则，获得的越多，失去时就会越惊恐。老师的成就源于自身经验的萃取提炼，如果没有针对教学与实践形成因果的循环论证，就会失去真正的教学意义。老师应该在自身领域钻研。专业领域是老师发展的海洋，既能让老师有所成就，也能让老师无所获。

 拓 展

现代市场经济飞速发展，衍生了许多新领域。在现代经济环境变局中，职场人士要立身好学，不断深耕钻研专业领域，不断更新提升自我。即便自认达到巅峰状态，也不要忘了好学的本心，遵循求学之道，这样才能走得长远。

专注才能深耕专业，正如马寅初先生所说："学习和钻研，要注意'消化不良'，对于书本知识，无论古人今人或某位学者的学说，要深入钻研，独立思考，切忌囫囵吞枣，人云亦云，随波逐流，粗枝大叶，浅尝辄止。"博学而无所成名，浅显的横向之学终究满足不了需求，经不起实践的检验。做学问的功夫，是细嚼慢咽的功夫。好比吃饭一样，要嚼得烂，方好消化，才会对人体有益。

学习和钻研时只有以需求为导向，以内容立身，才能以价值立世。学习和钻研并不是盲目的，并不是单纯为学习而学习，而是先有学员之求，再有老师之予。随着需求不断变化，教学内容也需要不断迭代更新，知识被赋予新的生命力，新知识促进学员新需求，学员的新需求是老师更新的动力，形成解惑、授业、传道的良性循环。这样既能满足学员的需求，建立彼此共识，也能树立老师的品牌。

道律篇

 语录

学然后知不足，教然后知困。知不足，然后能自反也；知困，然后能自强也。——《礼记·学记》

少而好学，如日出之阳；壮而好学，如日中之光；老而好学，如秉烛之明。——《说苑》

做学问的功夫，是细嚼慢咽的功夫。好比吃饭一样，要嚼得烂，方好消化，才会对人体有益。——陶铸

水则载舟，水则覆舟。——《荀子·哀公》

 例说

如果培训组织方在主办培训班时没有结合学员需求针对性地设计教学课程，而是应付式地完成学分达标任务，就偏离了教学本质的教育方式，所产生的学习效果微乎其微，受训学员的能力水平也就得不到提升。由这样一群学员组成的团队，就会平庸而毫无特色。

当商品没有自身特色时，就只能拼价格。如果专业的职场人士核心竞争力只有基础操作技能，就会大大削弱其求职竞争力，无法扩大自身的影响圈。随着人工智能时代来临，职场的核心能力重心将从通用技能向专科能力转移，能力不足以胜任，就可能会被淘汰。这就要求职场人士提高站位，从只关注技术转向关注技术与品牌。人才成长平台的搭建，可让每个职场人士在老师的引导下学习该领域的知识，最终形成个人特色品牌。以品牌立身，形成内生性高质量发展，从而扩大影响圈。

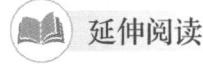

延伸阅读

陶艳玲主任的蜕变之路

陶艳玲自1994年来到龙岗中心医院,是龙岗区第一批护理专业的大专生。在那个以中专护士为主的时代,她可谓是屈指可数的专业人才。但她并没有骄傲自满,而是不断深耕专业,提升自我,从普通护士成长为护士长。她积极获取新知识,深化护理内涵,因时制宜地推出了一系列新的举措,如入编国家"十三五"规划护理本科学教材的机动护士团队(护理池)项目、叙事护理的推广应用及CTA造影应急待班制度等。她不仅因此被提拔为护理部主任,还捧回了"广东省优秀护士"的荣誉称号。这些成绩的取得,与她这些年间对护理专业的钻研和热爱脱不开关系,她已成为护士们心中的榜样。

昙花一现的网红驾校

2019年,知名驾校"猪兼强"宣告破产。巅峰时期的它,曾斩获4轮融资,广告遍布广深等地,招生无数。

猪兼强驾校的破产清算,与它的经营之路的走歪不无关系。建校之初,它以"非挂靠、不中介、全直营"的经营模式和率先推行线上招生的优势,吸引学员报名。后来,猪兼强驾校的经营从实干转向了营销,靠大量补贴、广告等方式来招生,疯狂挥霍资金。投资资金撤退后,驾校就撑不住倒闭了。这正说明一个机构或企业要生存发展并对行业进步做出贡献,都应具备硬实力,并坚守本心。驾校只有做好驾驶培训,切实解决学员驾考的需求,才能做大、做强、做久。

门诊输液取消后,输液室护士都去哪儿了?

门诊输液室曾经是大小医院每天最热闹的科室,输液室护士也成了每个医院"最忙碌的人儿"团体中的一员。"生病就要输液"的思想导致过度用药,门诊输液大厅经常出现"吊瓶森林"的场景,也带来了院内感染、耐药等一系列风险。随着"减少不必要输液,实施无输液门诊"这一医改举措的推出,陆陆续续有三甲医院响应号召,率先停止了门诊输液,这也让输液室的护士面临着"史上最严峻挑战",不少护士面临调岗或科室转型的困境。

　　身处同样的处境,龙岗中心医院输液室的护士们为什么能迅速转型,很好地适应了急诊留观室护士的角色呢?这就要归功于她们一直以来接受的到位且扎实的培训。这与护理管理者持之以恒地做培训,费尽心思地琢磨教学方法密切相关。

修身篇

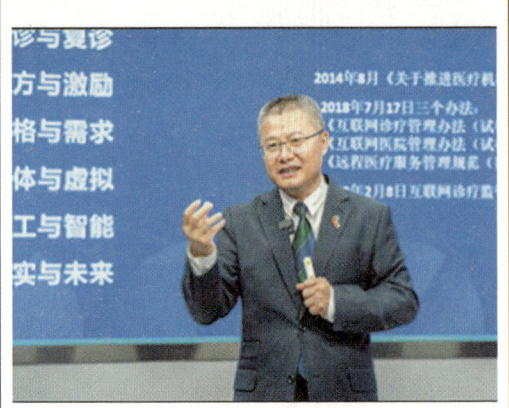
赖光强老师授课

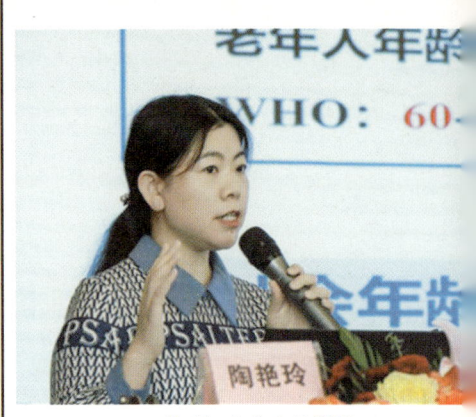
陶艳玲老师授课

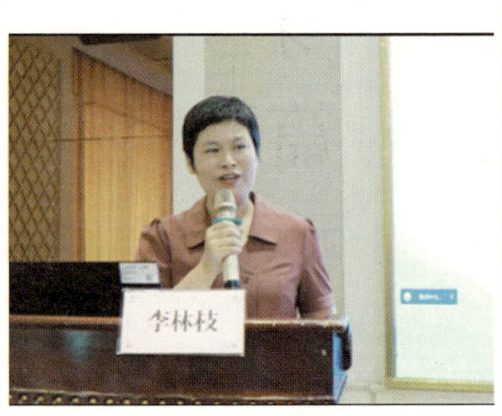
李林枝老师授课

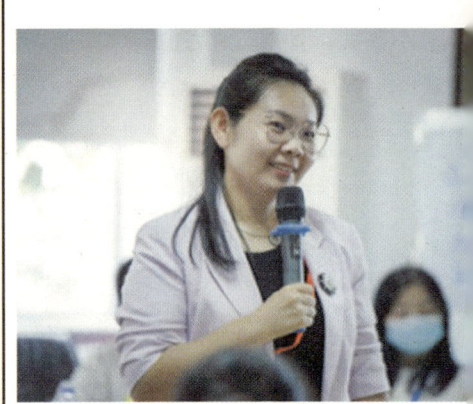
郝琳慧老师授课

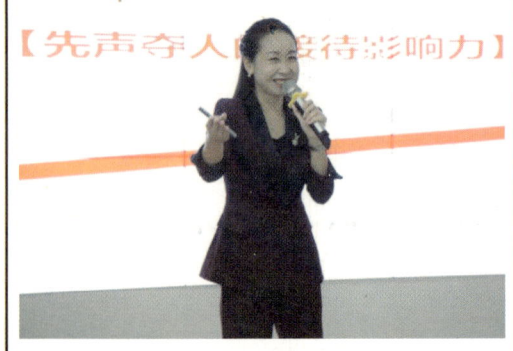
康海燕老师授课

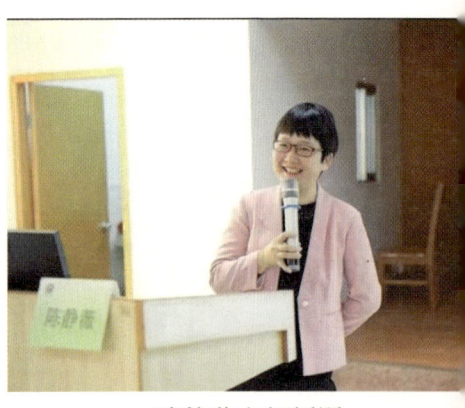
陈静薇老师授课

第十一章：经传为法　律则为道

正文

以器①而术②之，是立③也。传经④而长⑤，法矣。律则⑥重蒙⑦，似道矣。万物浊⑧，师彩⑨乎之。万物宗⑩。

注解

①器：把内容变为可视化的工具。
②术：在实战中应用。
③立：树立标杆。
④传经：传授经验。
⑤长：长者，在某领域有丰富经验的人。
⑥律则：行业规则与规律。
⑦重蒙：刚刚开始的时候。
⑧浊：非故有的、规定的、必定的。
⑨彩：规划，设计，参悟。
⑩宗：本质。

解读

培训师的教学，首先应该把内容变成可视化的工具，然后将使用该工具的技术教于他人。培训师通过这种先"器"后"术"

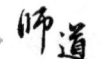

的培训,让学员对于内容有所掌握并在实践当中应用,方可形成自身在该领域的价值积累,树立标杆。培训师的培训也是一种经验传教的过程,只有不断地现身说法传播经验,才能慢慢成为自身所授领域的长者,这就是培训师成长的法则。对于培训,老师应该从教学的起源开始设计,遵循成长规律,这才是道的起源。以结果为导向的过程是没有固定模式的,老师应根据自身经验决定教学方法,这就是培训的本质。

 拓 展

培训师在授课前需要把传授的内容转换为教学个案,明确教学内容及教学方式,通过个案教学使学员掌握培训师的教学内容。培训师通过授课传授自身经验,在启发学员的过程中不断对工作进行提炼和总结,这也是培训师自我成长的过程。通过不断传授经验,形成一套自身的传授心得,亦是师道的一种。

在设计教学个案的时候,培训的课堂形式不必拘泥于某种固定的模式,应该根据自身的经验,并结合学员的层级与认知规律,设计多元化的教学形式,使学员更容易接受教学内容。

在设计教学个案的过程中,可以结合自身经验,使课堂有吸引力,也吸引学员眼球。每位培训师都应该做好教学个案的规划和培训方式的设计,把自身经验传授给学员,使学员学有所获,这就是培训的本质。

 语 录

工欲善其事,必先利其器。居是邦也,事其大夫之贤者,友其士之仁者。——《论语·魏灵公》

正确的认识道路是这样的:吸取你的前辈所做的一切,然后

再往前走。——列夫·托尔斯泰

 例　说

某职场人士在企业工作十年，其间更换了十个岗位，此时有人邀请他授课，他在兴奋之余也有所纠结，因为他对授课的课题选定感到十分迷惑。其实，他可以把自身的工作经验、心得体会传授给学员。他在工作的十年里频繁更换岗位，并且每次都能快速适应新的环境从而全心投入工作，这就是他工作的核心能力。因此，他可以将"如何快速适应新的工作环境"作为课题，把自己的经历转换为教学案例，通过举行座谈会的形式与学员分享轮换岗位的心态调整、面对新环境的融入方法等经验，使学员从中受益。培训师通过多次的历练，使自身在教学过程中有所成长。培训师在讲课前需要先规划好授课内容，切忌临场发挥、信手拈来。培训的规律没有统一的标准，培训师只需按照自身成长经历和演绎风格进行内容呈现即可。

 延伸阅读

范宏茜主任在培训中推行绩效工资改革

2009年国家决定在事业单位实行绩效工资改革，公立医院是绩效工资改革的重点单位之一。佛山市南海区第九人民医院联合专业管理咨询公司，对绩效工资分配方法进行改革。由于与原方案相比变动很大，推行难度相当大，遭到很多人反对。出现这种情况，主要原因是咨询公司前期调研宣讲未到位，大家对绩效工资核算方法缺乏了解，不知道科室努力的具体方向。对于此现象，范宏茜主任选择从三方面着手。首先是组织主任、护士长培训，让大家充分了解新方案制订的初衷、关注点，以及具体规

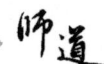

则。其次是收集大家的意见，了解大家的关注点，逐条梳理分析，分门别类，逐个解决。最后是每月对各科室绩效情况进行分析，选出标杆科室，邀请科主任分享成功经验，起示范作用，同时指导落后科室，帮助其分析原因，互勉共进，让科室找到努力的方向。慢慢地，大家开始接受新的绩效工资分配方案，医院的业绩也不断地提高。

李沛琪主任对投诉的解决

随着社会的发展，群众生活水平不断提高，对服务要求也不断提高，从基本就医需求到享受诊疗服务，体现了患者就诊体验需求的不断改变。目前，佛山市南海区第九人民医院收到的投诉亦以服务类为主，占全部投诉的75%以上。该院遵循"一切以患者为中心"的服务宗旨，推行"26 ℃优质服务"项目。对于服务类投诉，李沛琪主任的处理原则：以解决问题为导向，以终为始，换位思考，用心沟通。用适当的共情、恰当的话语对患者的投诉表示理解；转换角度，换位思考，以概念、理念、意识为导向，站在对方的位置，感知对方的愤怒，再与患者温言沟通。最终取得患者的理解和支持，怒气、怨气烟消云散，迎来阳光和谐的就医环境。

多元培训模式在卒中中心建设中的应用

为响应全面提升国家心脑血管疾病救治水平的号召，佛山市南海区第九人民医院于2020年4月启动卒中中心建设，李天保医师担任中心建设的技术总监。刚接手这项工作，又遇上疫情等因素，项目的开展出现了困难。思考后，李天保医师做了以下工作：一是取经学习。多次到上级医院学习成功的经验，少走弯路。二是多学科协作。领导层的支持加各学科的通力协作，是促进中心建设的助燃剂。三是落实培训标准。对照中心建设标准，逐个科室严格落实。树立标准，把控方向，可以达到事半功倍的效果。四是多元化培训模式。作为一个技术总监（非中层领导），其间最难的是落实培训学习。李天保医师带领学科团队尝试了多元化培训模式、线上线下及实操演练等。五是持续改进。通过每月的质控会议，反馈及总结不足，持续改进。

以评促学，以评促改，以评促建，在创建中心过程中大家的水平及能力得到了一定的提高。通过一年多的努力，2021年10月，卒中中心建设通过评审。

第十二章：自持朴素 寡欲无私

 正文

师不以自作①，弃巧智②，利百智③。得仁④舍作⑤，取慈爱⑥。勿以自为知，予以其为道，疑无有⑦。抱朴⑧见素⑨，寡欲无私⑩。

 注解

①自作：迷恋自身现状。

②巧智：花哨的授课形式。

③百智：真正的智慧。

④得仁：保持教学的仁义之心。

⑤舍作：舍去自我炫耀的做作之势。

⑥慈爱：发自内心的认可。

⑦疑无有：学员有疑惑，致使教学能达到理想状态。

⑧朴：朴实的教学初心

⑨素：教学领域的内涵。

⑩寡欲无私：摒弃杂念。

 解读

老师不要满足或迷恋于现有成就状态，不要抱着投机取巧的态度进行教学，这样才能拥有真正的智慧。保持教学以学员、市场为导向的初心，舍去做作的外表，才能获取市场与学员的认可。不要把自己的所知当作唯一的执行标准，这样反而无法达到教学理想状态。老师要怀抱一颗朴素的教学初心，摒弃杂念。

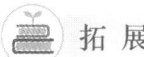

如果在讲台授课缺乏以学员需求为目标，关注力只放在自身课堂表现，过分渴望获取他人认可，就容易忽略学员是否掌握到课程内的内容。培训师需要警惕对现阶段状态的过分迷恋，切勿被现状蒙蔽双眼，否则失去的不仅仅是一批批的学员，甚至将失去更大的市场。

同时，培训师的课程不应该只为了追求逗学员开心、烘托现场气氛热烈，应以学员的需求、收获为教学初心，更多地从学员角度出发，让学员学习后有所获得，这才是一名老师真正的智慧体现。个人品牌的获取并非通过炫耀、夸张、宣扬个人主义的方式来达成的。要摒弃花巧的杂念，舍去过多的包装，从改变学员现状出发，只有发自内心的、保持初心的授课传道，才能使学员的内心有所感受，并逐渐发展到自然而然的认可。培训师需要知道，认可是一种回馈，并非一种索取。

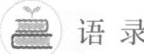

立志不坚，终不济事。——朱熹

故与人善言，暖于布帛；伤人之言，深于矛戟。——《荀子·荣辱》

不要因为走得太远，忘了我们为什么出发。——纪伯伦

例 说

"要成功,先发疯,头脑简单往前冲。"这是近年来在某些商业培训会中出现频率很高的一句口号。某些培训机构采用洗脑式的培训方式、华丽场景,"导师"在台上通过夸张的培训方式进行教学,最后学员不仅毫无收获,还赔上了自己的金钱和时间的例子比比皆是,更是引发笑话。

 延伸阅读

李志伟主任的"流与留"

当前,医院人力资源紧缺,医疗人才流动性大,这特别表现在新入职员工身上。佛山市南海区第九人民医院2018年、2019年离职人员中,共有23人是2018—2019年入职的新员工,占总离职人员的37%,对医院造成了一定的影响。深入分析,其主要原因有以下几点:单位过于急切要求新员工为单位带来效益,忽略了对新员工的关怀;部分新员工认为单位没有及时给予其足够的支持;缺乏系统的新员工岗前培训。为了减少新员工流失率,帮助新员工更好地融入医院大家庭,更快地了解医院的概况、医院文化及相关规章制度,李志伟主任带领人力资源部推出了新员工关怀计划,如:新员工入职前宿舍的安排及整理;入职手续的办理推行"26 ℃温暖服务",入职第一天由科主任亲自带教;人力资源部及时关注新员工的思想动态;医院定期举办新员工活动,营造温暖的家文化氛围。经过一系列努力,2021年入职的新员工只有3人离职。新员工的满意度、归属感增强,新血液的补充给医院带来了新希望,对整个医疗团队的稳定起到了直接的作用,经济效益也大大提高。

卢超萍老师的培训促进依从性

保持手卫生是防控医院感染最有效及简单易行的方式。清洁员作为院内清洁消毒的执行者，正确掌握手卫生极其重要。佛山市南海区第九人民医院的清洁员年龄偏大且学历低，对于保持手卫生的依从性低。就此情况，院感科了解他们的需求及实际情况，调整了以往的培训模式。有清洁员反映每周物业公司培训例会都是站着听，年纪大了，站着很累。于是卢超萍老师便把培训地点改到了会议室，让每位清洁员都能坐着接受培训。考虑部分清洁员无智能手机，无法参与线上学习，甚至有少数清洁员是文盲，卢超萍老师专门到病区对他们进行一对一指导，日常查房时会对他们进行现场操作考核，对于操作不熟悉的清洁员会及时手把手演示及教学。培训内容也经过调整，把文字概念简化为直观的图片，把流程步骤演变为现场互动实操。经过一系列调整后的培训及指导，清洁员对于保持手卫生的依从性得到提高，在年度手卫生监测常规检查及抽查中依从性及正确率均达到100%。这为患者提供一个清洁、舒适、安全的就医环境提供了保障。

第十三章：以术为器　共识自存

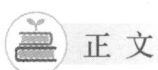

正文

道以术①为契，术以型②为基。肢作③体臂④，神⑤以试听⑥。体昂⑦以正身，大臂⑧以作势。视其心⑨，闻其语⑩，行向规矩焉。是故神型兼修，乐活存之。

注解

①术：领域实操技术。
②型：形态气质，场控。
③肢作：讲台授课肢体要放开。
④体臂：人的整体要稳。
⑤神：眼神要时刻启动学员的注意。
⑥试听：随时留意学员在课堂的说话。
⑦体昂：身体要挺直。
⑧大臂：手臂的动作。
⑨视其心：感知学员的现场状态。
⑩闻其语：分析课堂学员所提问题，做到以问题为线索。

解读

培训师要在教学中形成师道的规律，需要扎实的授课技巧作为支撑。而要把授课做好，就需要讲台形态作为奠基。讲台授课时，四肢动作要有强大感召力，不得摇晃，眼神要时刻与现场形成交流互动。培训师身体要挺直，并且要在讲台中央面向学员，利用有感召力的动作带出自身的气场与气势。要根据学员现场的反应做出调整，要根据学员所提问题掌握学员接受知识的状况。这样，在课堂上才能做到神形兼备。

拓展

"道以明向，法以立本，术以立策，器以成事，势以立人"，这是老子《道德经》的精髓思想。以术为器，就是以术载道，以器载道，术器合一。教学工具是实操的组成部分，术器实操即教学工具的展示。要做好内容的教学，必然要关注到授课的身体形态。譬如，培训师站立要挺拔，走动要有规矩，整体要舒展、放松，仪态动人，站姿和走姿都要有板有眼。除非培训师有着特殊不方便站着的情况，比如肢体受伤或疾患所困。培训师站立或走动时的状态，会对学员的学习产生某些暗示。有些培训师不太走出讲席位，这是不够自信的表现。讲台是培训师的主场，是培训师的表演场。培训师不能太拘泥于讲席位，应适当走动，去观察学员的反应，调动课堂的气氛，增强教学的效果；但是，太频繁的走动，容易分散学员的注意力，不恰当的走位也影响辅助教学的投影或视屏效果，特别是毫无意义的走动，只会令人生厌。

要善用眼神的接触，以把握教学的气氛和更好地控场。一个问题提出后，培训师可以通过观察学员的表情来了解学员理解和掌握的情况。如果学员对一个问题感兴趣时或理解较好，会表现出轻松或愉悦的表情；反之，则会表现出漠然或困惑的表情。培训师要根据观察到的学员的情况来调整自己的讲解和表达方式，以达到更好的效果。

培训师的脸上表情能够显示许多信息给学员，如奖赏、同意、反对等。好的脸部表情能传达真挚、诚恳、温暖，使学员如沐春风，促使学员有良好的表现；相反地，脸部表情也能显露出厌恶、嫌弃、烦恼，这些都会引起不良行为的发生。在教学互动中，培训师应当将微笑作为表情的基本形态。课堂教学内容丰富多彩，教师的表情要随着教学内容的变化而变化，带有感情色彩的讲解会使课堂充满生动、感人。

培训师衣着得体大方、仪态优雅可以给学员提供一个良好的视觉感受，学员心情愉悦，学习热情高涨。学员也可以由培训师的身体姿态看出培训师的情绪与权威。有研究表明，培训师恰如其分的身体语言，常常使学员大脑持续兴奋，从而增长记忆的长度，增加记忆的强度。培训师做出某种手势的目的要明确，不要带有随意性，手势的变化不能过碎、过多，要适度、适当、自然大方，给人以美感；生硬造作的手势，不仅不给人以美感，还会分散学员的注意力，影响教学效果。

 语 录

手应当像脸一样富有表情。——德拉克洛瓦

一切心理活动都伴有指手画脚等动作。手势恰如人体的一种语言，这种语言甚至连野蛮人都能理解。——西塞罗

教育的技巧就在于随机应变。——马卡连柯

善歌者，使人继其声；善教者，使人继其志。——《学记》

言之不足，故嗟叹之，嗟叹之不足，故咏歌之，咏歌之不足，不如手之舞之，足之蹈之也。——《毛诗序》

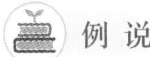 例说

为什么有些培训师喜欢坐着讲？为什么有些培训师喜欢走动着讲，而有些培训师仅仅站着讲？虽然这是形式的要求，但也暗含培训师对自己的要求。有些培训师出场大声问好，大臂一挥，掌声雷动，而有些培训师直接开始讲演。很显然，学员的情绪是不一样的，教学互动效果肯定也不一样。

坐着讲对自己的要求最低，不容易暴露培训师的弱点，同时也不容易表露肢体语言，无法让学员感知培训师的喜好、情绪和态度，更无法调动学员的积极性。

站着讲，是对培训师的一个基本要求。站立时，仪态将展露无遗，如果肢体没有舒展放松，就会变得很拘束。站立的形态和稳重直接影响学员对培训师的态度和尊重。站着讲对眼神的使用起到了重要作用。环顾全场的便利容易使培训师激动兴奋起来。而对于经验不足的培训师来讲，环顾全场可能带来额外的压力。

走动着讲，对培训师提出了更高的要求，走动的节奏、频率、仪态都要做好调整。有没有忽视学员，是背对着学员，还是侧身对着学员，其中暗含的各种意义会影响课堂效果。因此，走动着讲，要事先设计好，就如歌手什么时候到台下去握手，什么时候挥动有力的手臂，什么时候蹲下身。当然也需要自律，时刻保持昂首挺拔之姿。

无论是坐着讲，站着讲还是走动讲，培训师都会面临这样的局面：接触到学员的眼神，感受到学员的疑惑。要如何去应对？这就要求培训师善用会说话的眼神和肢体，去表达你听进去了，去传达你感受到了。

> 延伸阅读

走动式教学的技巧

走动式教学多见于演讲式教学、研讨工作坊、小组讨论等教学形式。资深的讲师喜欢将走动式教学融合到自己的培训中,因为可以产生很多令人意外的实践成果。这些成果包括学员有更多的参与感、获得感和幸福感。下面对走动式教学做简单介绍。

一是以教学讲师为中心的走动式教学。固定在讲台的讲师难以与学员产生互动。在演讲中更多使用走动,比如走到同一授课场合其他讲师较少走动的地方,填补一下视角空间,又或者走到学员中间去,这种走动容易让学员有亲切感和接近感,讲师也能获得更多的掌声和目光接触,甚至还有肢体接触。稍为夸张一些的,讲师也可以主动与学员握手、击掌,充分带动课堂气氛。

二是以讲台为中心的走动式教学。在研讨工作坊里,要鼓励学员到讲台并与讲师有更多的互动,让学员和讲师通过教学环节(如问答和游戏等环节)走动起来。讲台成为工作坊集中展示的舞台,让学员和讲师浑然一体,教学相长。

三是多中心的走动式教学,主要用于小组讨论中。以小组为单位的多中心走动式教学有助于学员以组为单位的集体荣誉感。这对讲师来说是一个挑战,因为容易在教学活动中引起多中心的权威分散,削弱讲师内容的聚焦性,但学员的参与感大大增强了教学效果。可以通过增加现场助理来维持多中心的走动式教学的课堂秩序。

走动式教学从根本上讲是一个参与式演讲、一个多中心的舞台剧,要精心设计、紧凑安排和现场控制。讲师和学员紧密式的互动容易产生情感上的共鸣和共振,从而达到教学一体、教学相长的效果。

第十四章：师之所在　道之所存

正文

道则，无忧。唯之与畏①，相甚几何②？传之与索③，相甚何若④？人之所求⑤，不可不求。师在，立道。唯尊⑥之存，依严⑦之行。众人乐乎⑧，我独乘乘⑨兮。众人昭⑩，我独沌沌⑪兮。独异于庸⑫，怀母立本⑬。

注解

①唯之与畏：恭维与敬畏的态度。

②相甚几何：距离有多远。

③传之与索：成效给予和名利索取。

④何若：两者之间的本末关系。

⑤人之所求：学员的需求。

⑥尊：讲师应有的尊严。

⑦严：严谨的教学。

⑧乐乎：学习中的纵情奔放，课堂学习的快乐。

⑨乘乘：有所剩余。

⑩昭：感悟内容与自身价值的连接。

⑪沌沌：混沌不清。指心中明了，但不逞口舌之快，装作糊涂。

⑫独异于庸：与别人不一样。
⑬怀母立本：以道为根源。

解读

遵循培训师道的规则，就可以达到劲健无忧的状态。如果仅用恭维与敬畏的态度进行教学，与道的距离会有多远啊？！给予的理念和索取的理念，又会相差多少？学员现状是教学根本，不可偏离。培训师应该围绕道的法则，以讲师的尊严和道德为存在根本，将严谨的教学模式与方式作为行为宗旨。学员已经学到了此刻需要学的知识、技能，尽管这些知识并非学科所有内容，但对于培训师来说足矣。学员通过学习有所感悟，并能找到自身的改进方向，培训师不应过多地攀缘，甚至混沌不清，沉醉自我。培训师要有万人皆醉我独醒、独具慧眼望世界的思想状态，方可不忘初心，立足于道的本源。

拓展

道之所存，师之所存。每位培训师都要问自己：为师的初心是什么？为师之道是什么？培训师的尊严和荣誉来自价值输出，还是适度包装？培训师的价值和价格来自学员反馈，还是市场评估？培训师不可浮躁，应把关注力与聚焦点放在教学技巧和贯通能力，切不可利来利往，否则必被市场所弃。

语录

是故弟子不必不如师，师不必贤于弟子，闻道有先后，术业有专攻，如是而已。——韩愈

道之所存，师之所存。——韩愈

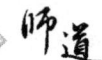

师者,君子也,莫以利而教,莫以教谋利,苟以利教,苟以谋利,则失道亦。然师亦为人,人必计利,而教育之业,乃久利大利之业,所以师者,应以天下之久利大利而利。——孔子

学然后知不足,教然后知困,知不足然后能自反也,知困然后能自强也,故曰教学相长也。——《学记》

师者,为人师范,尤当以修身为本,修身治教行大道。——《大学》

师者,为人师范。很多时候看到优秀的培训师在台上慷慨陈词,激情表演,莫不令人激动万分。一些会议培训则冗长而无聊,费时而费力。这虽然有组织者不力的原因,可是作为培训师,难道不认为这是在浪费别人的时间,也在浪费自己的时间?培训师要将每一次培训都当作最后一场演讲,将每一场结束的成功演讲都当作新的开始。有位学员当年参加一个医学院讲师的培训,对当时情景印象深刻。这位学员是其中最年轻的讲师,在毫无生气的四天培训里憋了一股子劲。当得知结业试讲的形式是一个一个上台讲课,照着PPT宣读时,该学员提出能不能对讲师作出适当的点评,帮助讲师结业后还能领会培训者的意图——讲好课。组织者直接拒绝了他,理由是这会引起讲师的紧张。回到我们的"师道"上来。培训师的学员是产品,也是客户。学员是产品,我们应严格要求,遵守为师之道,授之于技巧。学员也是客户,不能仅仅因为担心讲师学员会紧张,让他们错过了精彩的、终生难忘的点评机会。为师之道,为道之道。

 **延伸阅读**

师道之心是索取还是授予，是恭维还是敬畏？

赖光强老师从2003年开始活跃于各种医疗培训的场合。刚开始时，有人问他："你的培训费是多少？"赖老师回之："你看着给。"结果收到的培训费很少。后面有人继续问他同样的问题，赖老师说按市场价给，结果受邀做培训的机会开始减少。随后又有同样的问题，赖老师回答："按你或贵单位的标准给。"2016年后，赖老师的邀约开始大幅增加。不拘泥于培训费的多少而努力传道，才能带来市场的认可。培训师的渠道越来越多，如线上直播、录播的培训。坚守自身行业的师道是最为困难的，你的听众在哪里，你就应该在哪里。赖老师开始问自己，受众是哪些人，可能并不在网上，所以有所舍弃成为赖老师需要考虑的问题。

有些培训师在讲台上力求让学员满意，从而获得推荐度。我们真的要这样做吗？也有培训师在台上讲究立威，将考试作为手段来要求学员有敬畏之心，这些都不是培训师的师道。赖老师通过观察了解学员想听的，就讲学员想听的。对于教学设计中的必修要点，赖老师则以更多的时间通过视频和互动游戏加以引导，以取得效果。师道在于授予，在于融合。

第十五章：场控自然　大道知致

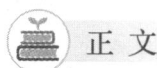

正文

有识①立成，成效首生②，自混成③，形韵④声兮⑤。希言从智⑥，形殆未央⑦。吾不知其言，则为"致"。故以为众致、地致、师致、善致。众生受于师，而师受于地，地受于大⑧，大而致知⑨，致知于自然⑩。

注解

①有识：领域经验的教学。

②成效首生：成果与成效的形成在开始就设定好。

③自混成：自然而然地形成。

④形韵：没有明确的形状。

⑤声兮：没有声音。

⑥希言从智：没有明确的文字表述，但充满着智慧。

⑦形殆未央：规律无形，但一直在支持成效的运转。

⑧大：规律与规则。

⑨致知：格局。

⑩自然：自然而然的"极致"。

解 读

每个领域的教学规律是在实战中自然而然地形成的，这种规律的形成无法用言语描述。虽然这规律没有明确的文字表述，但充满着智慧。虽然这种规律无形，但一直在支持成效的运转。我也不知道该如何称呼这种规律，暂时称呼为"极致"吧。这种"极致"，有学员的"极致"，场的"极致"，培训师的"极致"，课程成效的"极致"。学员在老师的引导下成长，老师在大环境的引导下发展，环境则在市场规律的引导下发展，市场规律在格局中变化，而格局便是一种自然而然的"极致"。

拓 展

在成人教育中，培训的内容应该是讲师自身经验和知识的传授。经验和知识是在自己熟悉的领域有一定的积累与成效的。经过提炼与萃取后的知识，既要内化于心，有自己的理解与思考，更要外化于行，可展示、呈现出来，形成个人风格。不要照本宣科或为了讲授某一课题而临时拼凑知识内容。培训的目标是非常明确的，是掌握某个知识技能，是打破固有思维壁垒，是激发主观能动性，等等。培训与学员现阶段短期或长期的职业规划相结合，以期达到个人成长。培训师需要使"内化"的内容与目标达成高度一致，这需要一定的实践积累。除此之外，在培训现场的呈现中，讲师也需要注意形象上的塑造和个人形象，如内在的逻辑思维、价值观的表达，以及外显的衣着、仪容仪表、言谈举止、语言表达等。形象的塑造不仅能增强培训师自身的自信，也有利于在授课过程中与学员的互动及理念、个人品牌的植入。

这些是在有成效的培训、学员的反馈与获得及讲师的感悟中形成，并没有明确的文字性规定予以客观指导，而是在大量培训中凝聚了培训师的智慧、反思与实践的教学规律，将其总结为"致"。《礼记·大学》："致知在格物，物格而后知至。""致"的达成可在教学的实践与探究、培训现场的反馈与评价、学员培训后的获益感、讲师的收获及整个课程结束后所产生的长远影响中有所体现。譬如培训后学员能立即结合日常工作中的棘手问题，应用培训的内容思考并积极采取行动去改变现状，解决现有问题。

学员在培训师的引导下获得成长，提升不仅体现在思维、态度上，也可以体现在知识技能上。在讲授课程的过程中，培训师可获得智慧与感悟，除自身的素养的提升，也利于个人口碑的树立与推广。这些均在社会大环境与政策下得以推动与发展，进而形成教学规律，是能理会与做到极致的自然的格局。

语录

成人达己，达己成人，达己达人，成人成己。——彭刚艺

笃信好学，守死善道。危邦不入，乱邦不居，天下有道则见，无道则隐。邦有道，贫且贱焉，耻也。邦无道，富且贵焉，耻也。——《论语·泰伯》

例说

在培训时我们发现很多人并不注重个人风格的形成。个人风格不仅包括个人形象、体态、语言表达等，还包括授课风格，如学术型、幽默诙谐型等。大多数培训师认为只要站上讲台讲讲授课内容，无须关注学员的听课兴趣、即时反馈、课堂互动等。

在教学实践中，培训师的授课应是多维度的，从个人整体形

象的展现，到课程内容的呈现，同时根据现场学员的反馈及时调整讲课，做到有的放矢，形成个人风格。

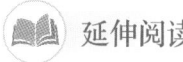 延伸阅读

李林枝主任的人文之路

惠州市第三人民医院护理部李林枝主任一直致力于人文医学的推动。在李林枝主任的推动下，惠州市第三人民医院（简称"惠州三院"）获评中国人文医学最高奖——全国人文爱心医院，并成为白求恩精神教育基地，促进成立惠州市医师协会人文医学分会、惠州市健康促进与教育协会。

自2014年起，李林枝主任参与惠州三院开展"人文大讲堂"等一系列人文活动。从成立人文讲师团队，到导师团的建立与培养，到人文培训工作日常化、常态化的开展，李林枝主任在培训教学上获得大家的称赞并多次获邀到同行单位进行授课，还培养了一批又一批的"人文培训医生""人文培训护士"。此后，李林枝主任一直思考如何让医学人文更好地落地，由此积极推动叙事医学作为新时代实践医学人文的落地工具，不仅着力培养一批具有叙事素养的护理团队，更是积极促进惠州市首家叙事中心的建立。

第十六章：循道善果　好之以还

正文

主循道场①，不以强态之众人，其必好还②。律戒清规，勿以生③焉。术传④后悟⑤，必有生焉。大道象果⑥，不敢硬施以之。果而不夸，成⑦而不满，功而勿矜⑧，名不得已⑨。谓不道，亡矣⑩。

注解

①主循道场：培训的控场要遵循道的规律。
②还：以讲师的姿态对待讲师。
③生：疏远，未接纳。
④术传：技术的传播。
⑤悟：内容的感悟。
⑥大道象果：围绕师道定律实施授课的成果。
⑦成：成就与成效。
⑧矜：自负。
⑨名不得已：功名成就不是源于自己。
⑩谓不道，亡矣：没有道的规律，就容易消亡。

解 读

　　培训师的场掌控，要围绕道的规律。不要以自满的态度对待学员，因为学员也会以同样的姿态面对老师。完全靠课堂规定与记录去管理学员，未必能使学员真正掌握学习内容。遵循大道法则的控场效果，不要强制对方配合。自己的领域有所成果，不过度夸大自我，有所成就不要自满，有功名但不能自负，老师的功名、品牌不是靠自夸而得来的。如果没有道的规律，就无法做到控场。

 拓 展

　　传统教学以教师、教材为中心，重规范、规矩。随着科技的进步，尤其是学员的要求在不断提升，思维更活跃，以教师为中心的传统教学，以强硬的态度与方法要求学员参与教学活动，已不适合目前社会的发展与需求。长此以往，学员不能真正为学习而参加教学活动，只是为了完成任务，甚至可能适得其反，让学员有反感情绪，不利于师生之间的情感交流和知识、技术的传播。要达到教学目标及获得成功、成效，不应当以强硬的态度或方式对待学员；同时作为教师，也不能自满、自夸、自负，否则就是没有遵循师道的规律。教学的成功、讲师的品牌树立不是源于讲师个人，而是因为遵循了师道的规律，并一以贯之，否则只是一时的表象而非真正的成功。

 语 录

　　善之本在教，教之本在师。——《广潜书》
　　我从是来，不复劝人以声闻辟支佛行。是故不任诣彼问

疾。——《维摩诘经》

 例 说

目前,很多的培训为了完成一定的要求或任务,往往以硬性的规定与要求而开展,忽略了学习者本身的需要或特性,甚至使用一定的行政手段或经济奖惩来要求学习者参与,如此非但不能让学习者自愿参加,甚至可能产生负面或抵触情绪,更不用说让学习者能主动参与了。如果授课的老师讲课时也不能考虑学习者的需要,没有自己的教学方式方法,一味地照本宣科,那么也是无法达到学习效果的。长此以往,甚至可能因此带来人员流失。

因此,在培训方面,一是要训练讲师的授课技能,提升授课素质与能力,让学习者有兴趣;二是在学习安排上,考虑到与工作强度,弹性安排课程,提升每次培训的必要性与价值性。

 延伸阅读

医院岗前培训的改造

某医院每年都要举办新入职员工岗前培训。以往岗前培训要求不能缺席、请假,这些考核与绩效考评挂钩。但是,有些科室因忙碌而出现请假、疲于培训的情况,未能达到理想的培训效果。后来医院进行了集体培训前调查、讨论,对岗前培训课程进行调整。根据近几年的调查结果,结合医院发展实际、员工需求进行课程安排,授课时间也从集中安排2周的时间调整到理论课程5个半天,技能课程每周1次。授课老师也不是因人设置课程安排,而是在各个课程领域里挑选综合素质突出的人员进行授课。在授课前进行集体备课。在集体备课中就如何达到更好的效果展开头脑风暴,对PPT制作进行多次的修订、提炼,改变授课方式方法,从传统的课堂讲授转变为小组制教学、工作坊模式、情景模拟等。比如,讲应急演练,选择在某健康生命体验馆内开展,借助馆内的应急设备及模拟场景,使员工对所学内容的理解更深刻;讲人文,通过观看人文影片,让员工站在患者立场反思工作中的人文细节;教授技能,通过情景模拟,让员工在接近真实临床的情景中得到训练。经过2年的实践,员工对岗前培训的满意度提高,且员工的知识技能得到提升,在工作中表现出来的个人素养也得到同行、患者的一致认可。

第十七章：谓生所知　术器先行

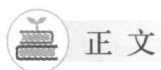

谓生所知①，所获之德②。术器先行，践真③知理，而悟道法。众无时无闲④，无思⑤无忆。变⑥而不更⑦。是要尊道之师，以变之效⑧。淬炼毕⑨器⑩，使知行知得⑪，是谓圣人舍取。

①知：内容是否有用。

②德：实际工作与生活。

③践真：实战中的感悟与提炼。

④无时无闲：无过多闲余时间进行工作外的学习。

⑤思：自主深入性思考。

⑥变：改变教学规则与方式。

⑦不更：不更改教学本质。

⑧效：课后应用的成效。

⑨毕：培训师毕生的经验。

⑩器：教学可视化工具与系统。

⑪知行知得：所学内容在实践中的应用。

修身篇

  解 读

　　学员学习的内容是否对他有用,取决于实战应用的多少。培训师的教学进阶,应该先从教会学员使用该课程工具开始。学员掌握了该课程的知识与方法,便能在实战中对此领域有所感悟,并且形成自身的使用法则、概念。

　　成人培训的学员,平时工作繁忙,没有过多时间慢慢复习,也没有更多精力对所学内容进行深思,更不能对课堂内容进行死记硬背。基于这种情况,培训师应该改变以"讲读"为主的培训方式,但也不能只追求课堂的快乐而失去教学的目的。

　　培训师要遵循师道,要以培训成果为设计教学进程的导向。培训师不能只以阐述的方式将毕生的经验教给学员,而是要把自身经验、方法、技巧形成可视化的工具,如表格、流程图等,这样才能使学员知道如何在实战中应用所学的内容。培训师需要做到对知识进行取舍,方可有所获、取得价值,这就是师道。

　　拓 展

　　在教学过程中,应贯穿学有所得与学有所获,使学员理论联系实际,能将所学应用于实际工作中,如此才能达到教学的目的。成人培训不同于院校教育,成人可用于获取知识及技能的时间及精力有限,也无法将主要精力放在思考与记忆上,他们需要快速获取知识与技能的方法或工具。如果只是照本宣科式的教育,是无法激发学员的学习兴趣的,所以教学需要改变的是方式与方法,让学习者快速领悟、掌握。讲师需要以达成教学目标为根本,提炼教学技巧,形成易于掌握的方法或流程,做成可视化工具,使学习者易于掌握并能用于日常工作当中,让学习者真正掌握知识与技能。

 语 录

授人以鱼，不如授人以渔；授人以渔，不如授人以欲。——《淮南子·说林训》

高山之巅无美木，伤于多阳也；大树之下无美草，伤于多阴也。——《说苑》

 例 说

有一些授课其实是读PPT，而PPT的内容多来源于教材。对于学员来说，缺乏兴趣且不能很好地获得知识技能。这样无法引导学员进行自主思考，反而可能引发其对学习疲怠、厌烦的情绪。对于讲师来说，首先并没有对授课内容做深入的探究，只是为授课而授课，没有形成自己的理解，没有对授课内容做进一步产出，形成提炼总结性的内容，这就会出现经不起学员追问的情况。因此，在授课前，讲师应掌握授课内容，并做进一步的拓展，进而有自己的理解与外化的呈现，讲授的不仅仅是枯燥的知识，还有从这些知识技能中提炼的学习方法、技能，使学员可举一反三用于其他方面的学习，达到相互成长与成就。

延伸阅读

小讲课竞赛中的提炼总结

在惠州市第三人民医院举办的儿科小讲课竞赛中，有几位参赛人员在对已有知识内容进行提炼总结后，形成易懂且易于记忆的方法，在短短10分钟授课后能让大家记忆深刻。

一位名为叶盛的老师在讲述术中低体温的预防措施时，将措施提炼为"WARM"(温暖的)四大措施——want,评估个性需求;add,增加散热储备;reduce,减少热量散失;monitor,监测核心体温。

还有,吴碧梅在讲授《生命的拥抱——"海姆立克"急救手法》时,将关键的急救手法总结归纳为"剪刀,石头,布"三大步骤,通俗易懂、容易掌握。

第十八章：思辨为引　君子所致

正文

执大象①，受君子之。乐与饵②，不喜为恶。君子灵智，思辨之魂③。问所欲④，应所辨⑤，解⑥所现⑦。常以圣人为引⑧，君子所智⑨。

注解

①大象：具有道行的老师。
②乐与饵：课堂的一些小奖励。
③思辨之魂：激发学员对学科的深层理解。
④欲：学员有回答的欲望。
⑤辨：启发学员的思考。
⑥解：解答，告知。
⑦现：学员能随着老师的引导，发现解决的方法。
⑧引：引导学员。
⑨智：智慧。

解读

掌握道行的老师，能用有引导的互动，使学员有所感悟。如果只是用奖惩的课堂制度，学员不止不喜欢，甚至还会产生厌恶感。课堂的互动要启发大家的思考，激发学员的灵智，可以通过问与答来实现。提出的问题要让大家有回答的欲望。在回答学员问题的时候，老师要启发学员的思考。老师要做到变告知为引导学员得到结果。从古至今的好老师，都是能启发学员的思考与潜力的。

 拓 展

关注学员的心理健康就要站在学员的角度感知学员，避免用固有的方式来对待学员。每一个学员的性格、天赋、能力都有差异性，无论他们有多么不同，我们既要尊重他们，也要对他们有所奖惩。通常，老师把惩罚狭义理解为体罚和心罚。体罚和心罚会逼得学员学会说谎，让学员破罐子破摔，容易造成学员失去自我教育的原动力，会使他们形成错误的师生观念。真正的、正确的、教育性的惩罚，应是基于认知与感知的惩罚。奖惩要及时、适度、公平，惩罚时要讲清楚道理。教育的过程中不能只是用所谓奖惩，要发挥老师的授课技巧，运用科学的教学方法，充分调动学员的学习积极性。

学员是学习的主体，培训师是主导者、引导者。教师作为主导者、引导者，就要不断调整自身心态、加强学习。教师应该审视自身，学会思，学会悟，学会放松，学会享受职业，避免职业倦怠感。反思我们的教学方法是不是有针对性，是不是适合我们的授课内容及授课课程的设计。传统的一讲到底的教学方式已经无法满足培养创新人才的需求了。要培养创新人才，就必须开发学员的感悟力，培养学员的能力。贝斯特在《教育的基地》一书中指出："严格的智慧训练有赖于优良的教育。"那么，引导式教育更应该是课堂教学艺术的主旋律。因为引导式教学不仅能

调动学员思维的积极性和主动性,也能培养学员的创新思维。能否有效地在课堂教学中运用引导式教学方法,还要看培训师是否真正掌握并灵活运用了引导式教学方法。

在日常的培训课中,我们发现,有时老师在培训授课,学员却无精打采,昏昏欲睡。这样的课程并没有达到相应的培训效果,学员只是为了完成学习任务,为了参加培训而培训。遇到这样的情况,我们的授课老师就会抱怨,上课都没有人听,这些学员太不认真,太不努力了。而同样的一群学员在上另外一位老师的课时,个个都精神抖擞,竖起耳朵认真听讲。这就值得我们反思了:我们的教学内容是否能激起学员的学习兴趣,有没有把学习内容结合到自身的授课技巧中,发挥培训师的作用,带动大家的学习氛围及学习的积极性。在课堂上,要做到以问题为线索,变告知为我发现,这样才能达到引导学员进行继发性学习的效果。

不愤不启,不悱不发,举一隅不能三隅反,则不复也。——《论语·述而》

兴趣是最好的老师。——卢梭

能培养独创性和唤起对知识愉悦的,是教师的最高本领。——爱因斯坦

不好的教师是给学员传授真理,好的教师是使学员找寻真理。——叶圣陶

启发式教学是教师根据学习过程的基本规律,引导学员积

极、主动、自觉地掌握知识的教学方式。启发式教学的本意在于调动学员的积极性，培养学员学习的自觉性和独立思考、创新性思维的能力。其目的在于使学员动脑思考问题和解决问题，使他们有获得知识技能的强烈要求和独立发展自己意识的迫切愿望。在授课过程中运用启发式教学方法对教师有一定的要求，教师要将知识融于情景中，把具体的事物与抽象的文字符号结合在一起，让学员真正理解知识的意义。随着学员思维的开动，课堂气氛不断活跃，教师要善于抓住学员学习过程中遇到的疑问进行启发。教师要在教学的过程中不拘泥于教材的本身，将教材内容应用到生活中（要闻时政、流行趋势等），通过案例分享、情景演练、经典故事讲解等方式讲解知识点，将知识延伸并拓展，发散学员的思维，激起学员学习的兴趣。

 延伸阅读

黄瑜老师引导式提问教学

黄瑜老师是一位专业的儿童家庭教育导师，专注家庭教育管理与研究，并在该专业发表多篇课题。

有一次，黄瑜老师在某公司上课，课程的内容是如何做好职工的孩子（5～6岁）的幼小衔接工作。该公司常年有培训，学员对常规的课堂学习已缺乏热情，故表现并不积极。课程开始候，黄瑜老师并未直接按照PPT课件内容进行常规步骤讲授，而是先播放一段家庭矛盾爆发的监控视频，让现场学员就该视频提出问题。这完全吸引了学员的注意力，并且激发了大家的兴趣点。视频播放完后，学员相应提出若干问题。黄瑜老师针对学员所提问题，分析出学员有以下关注点：如何提高孩子语言与专注力，如何区分玩与学，如何让孩子养成基本的时间观念，如何让孩子有任务意识。

　　针对以上情况，黄瑜老师现场重新组合课程内容，首先就如何培养孩子良好的作息和学习习惯进行教学，然后就如何在认知领域、社交领域、大运动领域等领域培养孩子进行深度分析，最后分享了让孩子懂得认真倾听老师和家长的要求、养成阅读背诵习惯的方法，以及就如何通过记忆训练等提高孩子的注意力和强化时间概念，避免做事拖拉等进行教学。

　　黄瑜老师的引导式提问教学，解答了学员当下的困惑问题，并让学员学习到日常的育儿方法与观念。在整个教学过程中，学员都充满热情，课程在一片充满快乐的氛围中结束。

第十九章：习有真知　自然而然

 正 文

圣人之道，以君子为善①。善非天命②焉。初③识不觉④，后而不习⑤，真知⑥有习，自然而然。是故锦⑦，是故行⑧，遵之而循。

 注 解

①善：以学员为导向的习惯。
②天命：与生俱来。
③初：初始上台的状态。
④不觉：不自觉的坏习惯。
⑤不习：不习惯，很别扭的状态。
⑥真知：真正的职业状态。
⑦锦：培训师的职业着装。
⑧行：言行举止，行为习惯。

 解 读

掌握了师道的培训师，在课堂上所有行为应该以学员需求为导向。这种习惯并非与生俱来的，需要有意识地一步步养成。这种养成阶段从初始上台有很多不自觉的坏毛病，到规范执行的不习惯，再到养成职业状态的行为习惯，最后形成职业状态的自然而然。这就是每一位老师从出道到成熟的过程。

拓 展

不同成长阶段的老师，发展目标都不同，培训方式也不同。在培训师的成长过程中，就需要有经验的老师予以指导，并给出有益的建议。这些都能让新的培训师紧跟时代步伐，掌握更多的理论知识、服务沟通技巧等。新的培训师要把获取的知识应用到实战中，增强自身的教学能力，努力成为一名有良好职业状态和职业行为习惯的培训师。

习惯的养成是一个过程，第一阶段的特征是"刻意、不自然"，你需要十分刻意地提醒自己去改变，你会觉得不自然、不舒服。第二阶段的特征是"刻意、自然"，你已经比较自然、舒服了，但是一不留意，你会恢复到以前，需要刻意提醒自己改变。第三阶段的特征是"随意、自然"。这就是习惯。好的习惯对我们自身发展是有积极作用的。

语 录

古之立大事者，不惟有超世之才，亦必有坚韧不拔之志。——苏轼

教师之为教，不在全盘授予，而在相机诱导。——叶圣陶

老师糊涂一时，学员糊涂一世。问题不在于教他各种学问，而在于培养他爱好学问的兴趣，而这种兴趣充分增长起来的时候，教他以研究学问的方法。——卢梭

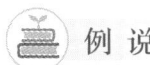 **例 说**

教师肩负的不是简单的授课职责,而是启智、导航、树人、育英的伟大使命。作为知识的传播者,教师必须拥有足够的学识,以更好地引导学员形成自己的思维模式和找到适合自己的学习方式。老师在每次授课前,要提前评估学员的状态、接收能力,同时又要照顾到所有学员的个性特点及个性差异,充分了解学员的情况,根据学员的需求情况,因材施教。在工作中对在职人员继续教育培训时,我们的老师大多数是工作者,也就是说是兼职的,面对的学员也是工作者,因此与专业专职教师有一定的差异性。这种情况对老师的要求更高,所以兼职老师掌握师道更为重要,在课堂上所有行为应该以学员需求状态为导向。

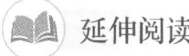 **延伸阅读**

学习进阶后的迷茫

在一次培训课中,培训师讲完课后做问卷调查,得到的反馈是学员不太明白老师讲的内容。这是为什么呢?这次培训课程的主要内容是针对临床高年资的护士的科研课题申报撰写。这些护士虽然是高年资护士,但初始学历大多是大专,科研基础的知识非常薄弱,没有经过相应的培训。主办方在与授课老师沟通的时候,只说明是有临床经验的护士,并没有说明学员的具体情况。老师上课的时候讲的是非常有深度与广度的内容,对于有一定科研基础的人来说,一定是受益匪浅,但是对这些几乎没有科研基础的护士来说,就不太能听懂。如果主办方在跟老师沟通时,说明情况,老师据此重新调整授课的难易程度,从基础说起,从临床实例说明,那么最后的效果是截然不同的。这也启示我们,主管部门在拟定培训计划的时候,要以岗位需求为导向,根据不同人员的岗位需求及能力情况,制定不同层级不同岗位的培训计划及设计相应的培训课程,以保证培训效果。培训课程的老师也要根据课程设计及培训对象的实际情况,调整自己的授课内容的难度,应需施教。

第二十章：先声于人　首呈之师

正文

先声于人，形为设①之应。是故宽为首，从凉守度②，尽③而于现④。装⑤之众球，不怪，不拘，不佻。初⑥装持恒，同⑦装若昧⑧。咎以师⑨之师，夺人矣。

注解

①设：提前设计。
②守度：严守准则，不要过度。
③尽：尽量。
④现：现场所有学员。
⑤装：职业的妆容、着装。
⑥初：保持作为一名老师的本心。
⑦同：违背老师着装准则，与其他因素混为一体。
⑧昧：愚昧的思想。
⑨师：讲师的准则。

解读

老师在台上的控场，要做到先声夺人。这就要在形象着装、场地布置上做好准备，以有效建立课堂的第一印象。课堂的空调温度要适合，桌椅的摆放要尽量都形成一排。老师的着装要遵循职业装的原则，不怪异，不拘泥，不轻佻。要保持做老师的初心。如果着装选择与自己的喜爱混淆，那是一种愚昧的表现。以老师的标准来管理自己，才能深得人心。

拓 展

作为一名培训师，第一基本功就是控场能力。要有很好的控场能力，授课前对课程的准备十分有必要。除了教材授课内容的准备，还要对讲课的设备及个人的仪容仪表进行准备。培训师个人形象不仅代表了职业的社会形象，也会像一面镜子影响到学员。当学员说起某老师时，其精神气质与外在形象是一并印刻在学员脑海里的，所以老师的形象管理很重要。

培训师的服饰要保持端庄、稳重的特点，过于花哨的衣服会显得随意，与培训师的身份是知识的象征是极不相符的。首饰也不能太多，如果培训师浑身都是珠光宝气，会令人产生庸俗的感觉。一身得体的衣服，整体装束干净利索，清新淡雅，面部修饰适当的淡妆，加上培训师本身的气质，会使整个人更加和谐。有声的语言包括语音、语调，无声的语言包括风范、形态、行为、表情等。这都需要我们每一位讲师不断学习。在教学中综合运用多种方法，善于观察，善于发现，灵活处理教学中出现的各种问题，探索出属于自己的教学风格。

语 录

其身正，不令而行；其身不正，虽令不行。——《论语·子路篇》

不学礼无以立，人无礼则不生，事无礼则不成，国无礼则不

宁。——《荀子》

千教万教教人求真,千学万学学做真人。——陶行知

动人以言者,其感不深;动人以行者,其应必速。——李贽

教师个人的范例,对青年人的心灵,是任何东西都不可替代的最有用的阳光。——乌申斯基

智如源泉,行可以为仪表者,人之师也。——韩愈

 例说

在一次医院的内部培训课上,老师按照医护人员的职业规范要求,教实习学员优质护理服务文明用语,帮助患者解决问题。而在临床实际工作中,恰巧学员看见给大家上课的这名老师在患者需要帮助的时候,回答语气生硬,面无表情,行动迟缓,完全违背了其在课堂上培训的内容。这对学员的影响是极大的。培训师除了在讲台上的呈现,也要在实际工作中践行,这样才能成为学员的榜样。否则,在听老师讲课时,学员会对老师产生不信任感。"身教胜于言教",培训师的行为对学员来说是一种强有力的教育力量,起着潜移默化的教育作用。培训师只有摒弃那些不合身份的言行和不加检点的习惯,才能树立自身的威信,才能教育好学员。

 延伸阅读

光鲜外表的惆怅

曾经有一名老师说,自己每次给学员上课之前都是精心准备授课的内容,反复调整课件,但是每次给学员上完课,学员的反馈都不是很好,对上课的内容没有太多的兴趣。这是为什么呢?首先,整个会场为了突显PPT放映,光照不足,且老师讲课的声

音过柔，音调单一，没有任何起伏。其次，老师的个人形象也是没有任何吸引力的。在这种上课环境下，即使授课的内容再好，授课的效果也不会太好。学习本身就是认真、紧张、严肃的，老师的着装给人一种休闲的感觉，再加上上课的环境，没有一点课堂气氛，学员的学习兴趣从课程一开始就被消灭了。教师良好的个人形象能够给学员以美的感受，是师生之间建立良好的教学关系，提高学员学习兴趣，增强教师对学员的感召力的重要因素。教师应美化自己的外在形象，调整适当的教学环境，这对于提高教学的效果，增进师生的和谐关系起着至关重要的作用。

淬炼篇

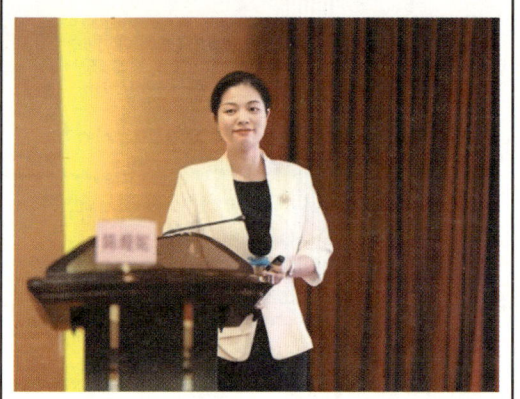

陈熳妮老师授课

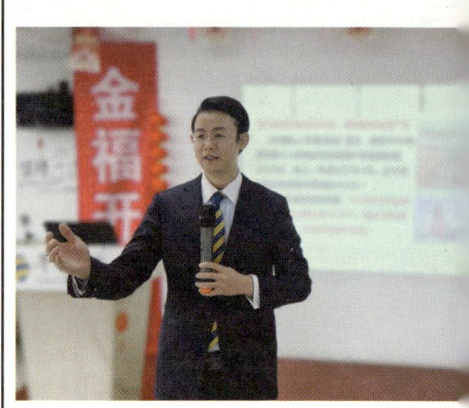

钟金宏老师授课

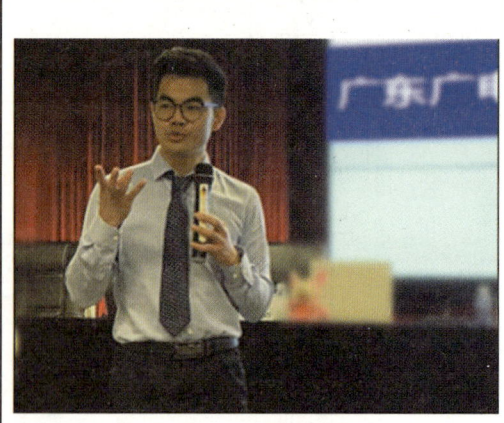

邓力老师授课

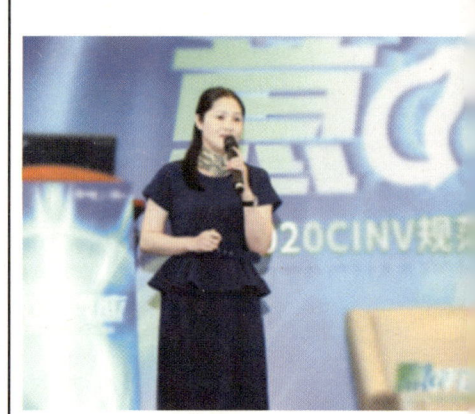

叶淑华老师授课

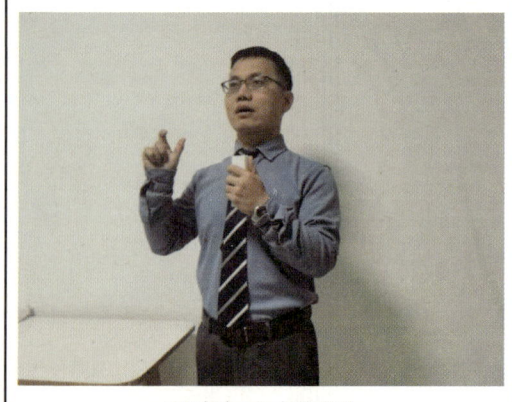

邓家侵老师授课

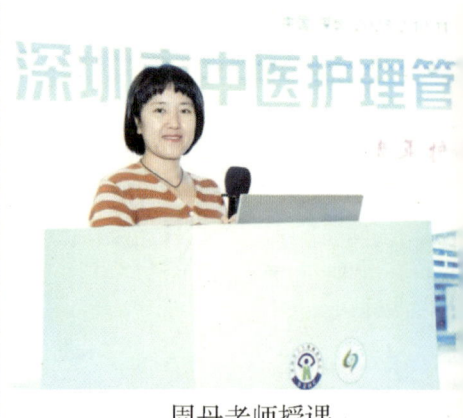

周丹老师授课

淬炼篇

第二十一章：萃于精华 华而不衍

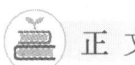

正 文

经以萃之源①，污形之贤②，于其不俏③。涵而盈之④，内不衍⑤，华不丧⑥。君子明道身⑦，解其惑，使为授之至⑧。

注 解

①以萃之源：经验源于淬炼。
②污形之贤：不要只关注形式。
③不俏：不在乎，不重视。
④涵而盈之：通过课程的内涵而实现价值。
⑤衍：敷衍。
⑥丧：失去本质初心。
⑦道身：课程所表达的核心思想意境。
⑧授之至：课程的极致。

解 读

教学内容的编制，关键在于讲师自身经验的淬炼，并非只关注课件制作的排版。只追求课件的制作精美，是不会引起学员的共鸣的。制作可以精美，但更要有内涵，不敷衍，这样才不会失去教学的初心。学员能够通过课程掌握课程所教知识，解除其困惑，这才是课程的极致。

 拓 展

　　经验提炼是课程的基石，是知识管理中隐性知识显性化的过程。只有做到以内容为主，才能真正开发出精品项目和课程。整理萃取是关键点，也是难点，需要发挥培训师的创造性，将课程素材与日常生活经验相结合，形成可复制的知识，同时与对应理论保持内在逻辑的一致性。随着企业培训的发展，教学现代化的推进，培训教案成为引领培训师跨入现代化教学的敲门砖，几乎所有进行现代化教学研究的老师都从制作和运用课件开始。但对教案概念理解的粗浅使培训师将课件作为教案唯一形式的普及制作，导致把课件当成一种时尚与追求。教材制作概念在大众化的普及浪潮中不断被误读，被敷衍简单化。培训师更多地被"抢眼"的多媒体吸引，却忽略了教材是根据教学目标设计的，能表现特定的教学内容，反映一定的教学策略。教材制作首先要求培训师对课程的内容、知识的结构、表现的形式、所要达到的目标等有明确的认知，遵照科学的教学思想和符合客观的教学规律，才能更好地制作有价值的教材。这就要求培训师们摒弃华而不实，追求真实有效。因此，培训师要不断加强思想淬炼，赋予教学过程元素以灵魂，对教学经验、教学内容反复琢磨，不断进行磨炼，为教学内容赋予思想和性格应该是更为重要的考虑，而不仅仅是只注重课件的制作，追求所谓的精美的PPT，从而忽略了教学的核心思想，即学员能够学会并掌握所教学的内容。只有反复琢磨，不断研究才能使课程更加完美。只有培训师能够更加注重课程所表达的核心思想意境，为学员解答疑惑，才能实现课程的价值，达到极致。

语录

教师之为教,不在全盘授予,而在相机诱导。——叶圣陶

授人以鱼不如授人以渔。——《淮南子·说林训》

教师应该通过自己的讲课,在理解知识和掌握学习上给学员实际的益处。——叶圣陶

 例说

著名特级教师薛法根说:"教学的内容首先要发掘,而后是根据学员的学习需要、学习发展的可能性进行选择、整合,精心设计学习板块,让教学实践活动获得和谐的整体发展。"发掘教学内容是教学质量的关键环节。在日常培训中,培训师拿到培训内容时,可能脑海中首先思考的是"我怎么教"或"学员怎么学",很少有人优先考虑"我应该教什么""学员需要掌握什么"。一篇课文的内容不能简单等同于现成的教学内容,教学内容是蕴含在教材内容之中的,需要培训师用专业的眼光去开发。随着现代化教学的推进,培训师更多地被"抢眼"的多媒体吸引,忽略了对教学内容的关注。教学形式的改革创新固然重要,但"内容为王"的教学定律仍是改革创新之本。教学方案的编制,是培训师在深入钻研教材和全面了解学员的基础上,经过周密策划而设计的关于教学活动的具体实施方案,是教师进行教学的依据。教学不是教材内容的移植和照搬,它需要教师的创造性加工,将教材转化为学员学习的教学内容,转化成学员发展的教育内容。很多老师们都会有这样的经验,只有对某一教材内容钻研得比较深入,准备得比较充分,课堂效果才能够达到一定的深度和广度。因此,钻研教材内容是教学的基础和关键。如果教学

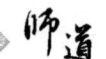

唯教参而教，没有自己的理解与认识，只追求课件的精致，华而不实，就容易出现学员在课堂上跑神，课后遗忘等现象。培训师需要反复钻研教材，不断加强思想淬炼，不断提高教学水平和实践能力。

 延伸阅读

刘茹芳的萃取教学

一个科室要发展，就必须建立自己的科室品牌。如何发展、宣扬自己的科室文化，是每个科室人员需要思考的命题。为了更好地发扬中医文化，广东省中医院刘茹芳选择了攻读中医专科护士，也有了更多的机会外出学习和授课。刚开始讲课，刘茹芳基本拿以前就做好的PPT进行授课，后来发现学员们注意力都不够集中，她便转攻精美的PPT制作，用动画等来吸引学员们，但依旧发现教学反馈效果并没有达到理想的目标。临床经验丰富的刘茹芳开始反思，并向医院内训师团队请教，明白了讲师在设定课程时，应基于课程类型和培训对象选择合适的课程结构，这是对讲师专业能力的考验，也是确保课程高质量的保证。一堂让学员反馈良好的课程，一定是内容精彩有效、互动丰富、形式多样、氛围良好的课程。让课程形式丰富多样，就非常考验讲师在课程设计时选择合适教学形式的能力。在内训师团队的帮助之下，刘茹芳掌握了科学有效的授课理论，对他人的授课方法进行吸收和改良，不断增加自身的培训知识。每一次授课前，刘茹芳都会先了解授课对象及其需求，因地制宜地改良教学形式，精心设计互动模式。逐渐地，刘茹芳摸索出了一套适合自己的教学方法，理论与演示相结合，内容与时俱进，不断更新自己PPT的内容以适应不同的学员，而不是每次都用同样的PPT课件。渐渐地，刘茹芳的课堂反馈效果越来越好，受到了越来越多学员的好评，她也在教学活动中收获了成长的喜悦。

第二十二章：魂定之源　源而心生

正 文

精①昔大象②，索因致知③。君子致知得以灵④，众生致知得以宁⑤，洼谷致知得以盈⑥。谓不作无为⑦，恐以亡。心致无为，恐以荒。现者⑧无为，恐以废。天下⑨无为，得以乱。茂以根为基，是故致知以为知，璩珞⑩如玉石。

注 解

①精：内容的精髓。

②大象：培训的规则与规律。

③索因致知：内容的方向，本次教学的目的。

④灵：灵性，灵感。

⑤宁：指工作井井有条的样子。

⑥洼谷致知得以盈：坑洼的道路也会变得平坦。

⑦谓不作无为：不遵循这个原则，教学就无法达到理想的效果。

⑧现者：内容的学习者，学员。

⑨天下：整个学习的大环境。

⑩璩珞：璩指碧玉的美丽，珞坚硬。

解读

培训师需要根据培训的规则与规律明确教学的方向。方向对了，学员学习后才能有所收获。有了明确的方向，教学领域才能更系统，更井井有条，如同崎岖坑洼的道路变得平坦。培训师如果不遵循培训的规则，就会失去教学的效果，也容易失去核心领域教学方向的意识。学员听了这样的课程，也会失去学习的意愿。

如果整个培训体系都是照本宣科、东拼西凑、形式化的教学，那培训就只是为了完成任务，没有实际效果。

培训师的教学一是为了更有效地达成既定的课程目标，二是为了使学员更好地掌握既定的课程内容。合理的教学内容在很大程度上决定了课堂教学能否实现"有限时间，有效训练"。一次培训，如果教学选题方向有问题，那么培训师的教学设计得再精致，再精彩，课堂的气氛再热烈，再活跃，价值都极为有限。因此，一个好的培训，主要的标志是教学方向及内容正确合宜，使学员有效地获取相应的经验，从而达成教学目标。方向是旗帜，是根基，只有夯实根基，整个培训系统才能远行顺畅，才能像玉石般坚硬。

拓展

20世纪80年代中期至今，推行素质教育，开展新课程改革，市场上也有层出不穷的教学培训，其内容与形式五花八门。在终身学习的时代，选择明确的方向显得尤为重要。正所谓方向是最好的道路，做正确的事比正确地做事更重要。因此，一个好的培训体系、好的培训课程，必定顺应时代的发展，有明确的选题方向及正确的教学内容。培训师要有明确的选题方向，必须要知道学员关心什么，关注什么，在乎什么，需要什么，要知道学员的需求、痛点。在选题时认真钻研教材，广泛参阅文献资料，不断更新和充实教学内容，注意结合实际，反映该领域发展的科学技术新成就，注重从学员实际出发，选择以学员为中心，启发学员思考，引导学员掌握学习方法的教学方向。教学方向决定教学内容。这里的教学内容不仅指对现成教材内容的沿用，也包括培训师对教材内容的"重构"解读。因此，培训师必须面对两个问题：一是为更有效地达成既定的课程目标，知道"实际上需要教什么"；二是为了使学员更好地掌握既定的课程内容，知道"实际上最好用什么去教"。

语录

凡事预则立，不预则废。言前定则不跲，事前定则不困，行前定则不疚，道前定则不穷。——《中庸》

世界上最重要的事，不在于我们在何处，而在我们朝着什么方向走。——奥立佛·温德尔·福尔摩斯

对于一艘没有航向的船来说，任何方向的风都是逆风！——英格兰谚语

例说

苏联著名的教育家巴班斯基认为，教学过程最优化反映到教学内容上，应当是既全面又完整地反映国家所规定的教学大纲的要求，不允许提出超过大纲的要求。教师在按大纲要求处理教材时，应当抓住教材的主要内容，选择教学内容的最优方案。巴班斯基的"教学过程最优化"理论对我们的启示是：培

训师需要依据课程标准对教材进行深入的研读，准确把握核心的教学方向。一次培训讲课正好比我们要写一篇文章，一篇文章最重要的部分就是选题，一个优质的选题内容是一篇文章的精彩开始。选题水平的高低直接影响文章的影响力，选题的内容直接反映文章的可读性及价值，选题领域的确定直接影响文章的前景。做培训前必须要做好选题，而不是在市场的浪涛中迷失自己。很多成功的培训师，他们的成功一半归功于他们的勤奋，另一半应该归功于他们的定位正确，选择了对的方向。正确的培训方向能够引领培训师找到正确的培训道路。只有找到正确的培训道路，培训师才能够抓住基本概念、基本理论、基本技能和教学大纲的基本要求，确定教学重点和难点，科学、合理地安排教学内容，使学员更有主动性地学习，从而使整个培训系统日益完善、坚固。

 延伸阅读

王彩仁老师的真知灼见

新冠肺炎疫情暴发后，陆续发生医务人员因没有做好防控而使自身暴露在危险环境中的情况。为了使医务人员能够更好地保护自己及患者的安全，减少院感的发生，作为感控专职人员的王彩仁老师撰写疫情防控要求，编制了适合不同层级人员查看的疫情防控手册，并组织了科室的院内层级培训，选择合适的语言与方式对不同层级人员进行相关培训。对于新入职同事，通过实操培训巩固基础知识，如七步洗手法；对于清洁工人，通过图片教学进行培训；对于医生，通过案例教学培训收治病人的流程；等等。她根据不同人员的要求，调整培训方向和方法，以培训对象为主体，根据培训对象的特点再进行个体化的指导，使人人考核过关。正是由于在早期得到了较好的培训，医务人员能够有条不紊地进行各项工作，没有发生一起职业暴露事件，患者也得到了有效救治，圆满完成上级交代的各项任务。这为后续科室持续做好疫情防控工作打下了坚实的基石。

第二十三章：层级分明　宏观概括

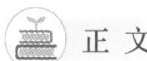

正 文

教①以道为动②，传③而生于无，无生于有，有生于根④。介然度有知⑤，其名段。段生层，层生点，唯有定⑥是谓之。层层进，环环扣，弱⑦盈活⑧之用。

注 解

①教：课程的教学内容。
②动：教学的循环效果。
③传：讲师的言传身教。
④根：三级或三级以上的层次机构，内容的纵向延伸。
⑤介然度有知：每一个维度，都是有独立的逻辑与思想。
⑥唯有定：可根据每一个独立的段，进行拆分。
⑦弱：简单。
⑧活：思想，内涵。

解 读

课程的教学内容只有遵循师道的法则，才能循环相传。老师的课程，不仅限于收集拼凑，更多是提炼过往无形的经验，变成有形的内容结构，再根据结构进行拆分。一个课题可以从不同的、独立的角度展开教学,而每一个角度都有独立的观点和技巧。我们称这些分解与课题的角度为"段"。有了段,就可以围绕每一段进行下一级的结构延伸,这一级称为"层"。基于层再往下延伸,就是"点"了。只有这样的纵向结构,每一个段、层、点才能有自己独立的逻辑和观点,便能在课堂上层层递进,环环相扣。再简单的领域,也能有思想和有内涵。

 拓 展

20世纪50年代,美国人本主义心理学家卡尔·罗杰斯就提出"以学员为中心"的教育理念。课程设置应以学员需求为导向,以解决学员迫切的实际问题为中心。因此,我们设置的课程的教学内容应以学员为导向,以学员的获取为核心原则,并以客观规律为基础。师者应认清客观的规律,明白培训的规律和规则,摸清其走向,先最大限度满足学员的情感需求和知识需求,再满足老师自身的价值所向。教学与授课是相互的。师者应先考虑学员想要获得什么,由此决定传播什么,而不是先考虑自身想要得到什么结果,或者自身有什么内容就讲什么内容,而没有根据不同学员的需求去教授。教学的内容也并不是只关注于授课的PPT是否精美或完善,师者的授课风格及授课内容也并不是一成不变的,应根据学员的现场需求和状态,从而不断地进行调整。例如,一个受欢迎的政治老师,他设置的课程结构是多元化的,能够将所要教授的东西与当下最新的时事和他的过往经验相结合,顺应时代要求,并以幽默风趣的方式传播出去,而不是一味地读、念PPT,如此,才能吸引同学们的注意力,引导他们联系过往思考当下的时事。师者要有足够多的教学历练,不断地开发和萃取新的教学内容和授课风格,在教学活动中提炼经验,把这无形的东西变成有形的内容结构,再将这些进行拆分细化,予以一定的逻辑结构,如此才能将授课内容传递给学员。

课程搭建的结构可以分为"段""层""点"。段为根基,为第一级。段决定了要分几个角度和维度去讲,每段都是独立的观点和技巧。根据每个独立的段去分析延伸就形成了层。基于层再往下延伸,就是点。只有这样的并列纵向结构,每一个段、层、点才能有自己独立的逻辑和观点。

语 录

逻辑自有其形象感,就看你如何认识和呈现。——王安忆

符合逻辑的思考,依据脑中所累积的知识、经验等。曾经学过什么,体验过什么,才能逐渐构成创作的血肉,这些都存在于逻辑思考的根本之中。——久石让

坚持启发式,避免注入式。——卓云

例 说

像医院这种临床教学的单位,临床科室会经常接到临床带教任务。带教老师需要根据学员的现状需求,根据其不同性格和知识掌握程度不断调整教学内容、教学模式及教学方法。实习生的需求更多的是掌握基础知识与日常基础技能操作,带教老师要先详细讲解操作的知识要点,再让实习生操作。在操作示范中边讲解边操作,才能让实习生最大限度地掌握操作技能的注意事项及技巧。对于进修生,如果还是按照上述方法进行操作技能的讲解,也许就不能达到效果了,因为他们的需求不是基础操作技能,而是更高层次的临床适用思维。带教老师要随时根据学员的需求不断更新自己的授课内容及方式,做到心中有数,知识讲解

层层递进,由易到难,由简到繁,才能直达教学目的。

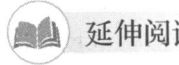

陈燧妮老师当机立断改风格

在终身学习的时代,各类人员学习热情高涨。然而,很多培训课程流于形式化,讲师只负责讲授课程要求,没有关注课堂的氛围及学员的反馈。课堂的氛围是一堂课精彩程度的展现,有些课堂死气沉沉,学生哈欠连天,是老师的知识水平不够吗?往往不是,而是老师对于现场学员的定位不准确。陈燧妮老师在讲解小儿推拿手法及常用穴位时,发现底下学员注意力难以集中,有些学员在玩手机,有些在聊天。根据现场学员的反应,她停下授课,询问学员,了解到大部分学员都是有一定的中医基础知识,学员们想掌握的并不是理论知识,而是能掌握此操作手法及其实操的技巧。于是,她当机立断,改变授课形式及方法,由单纯的知识讲解改成实操训练及案例演示,每讲解一个穴位及手法,都当场示范操作给学员看,之后让学员两两互相操作,当场检阅学习成果。学员的注意力集中了,兴趣也提高了,学得热火朝天,课堂互动极佳。陈燧妮老师认为教师应对所讲内容的深度及呈现方式进行选择,要以学生实际知识状况选择所讲内容的难易程度,不能刻板地以教材要求为准,并要以现场学员的需求为导向,结构化地调整授课内容权重,这样才能最大化地满足双方。

沈玉珍老师培训的"对症下药"

时代飞速发展,现在的学生探索性、主动性更强,传统的灌输式教学已经无法满足学生们的需求了。作为教育护士的沈玉珍老师,根据多年的临床的带教经验,结合查找文献,引进了新的PBL教学模式。PBL教学法是在教师的引导下,以学生为中心,以问题为基础，培养学生自主学习能力和创新能力的教学模式。引进新的教学理念后，沈玉珍老师在临床中反复实践。在模式还不够成熟之初，每次临床带教前，她都下足了功夫准备，找有典型性的案例，写好临床带教教案，列出带教目标，精心设计案例，提出问题，采用小组讨论的形式，让学生围绕问题独立收集资料，发现问题、解决问题。沈玉珍老师收集学生们的反馈意见，在教学实践中不断探索，不断地改进教学活动中的不足，在反复的实践中总结出适合自己带教的思路及带教风格。现在PBL教学已经能够成熟运用，学生们的反馈良好，能够通过问题的探索、解决获得知识，也学会了解决问题的思路和方法，较好地掌握专科知识。沈玉珍老师明白，教育的对象是人，教育是专门培养人的活动。人的发展是有规律的，教育只有依据人的发展规律去进行，才能达到既定目的，发挥主导作用。

第二十四章：提炼之过 开门见山

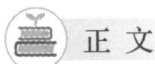

炼之常道而不妄为①。师必固于精②，精必固于行③，行必固于悟④。圣人守之以言⑤，言则明，明则念，念则行。镇守无名⑥之朴⑦，无为⑧而极。

①不妄为：顺其自然。
②精：经验，精髓。
③行：过往的实际行动，对于行动的熟练性。
④悟：思考后的感悟，总结提炼。
⑤言：内容。
⑥无名：讲师成长的道，在前文中也形容为"致"。
⑦朴：形容老师依"道"而行后的真朴。
⑧无为：万事皆能解决。

对于培训师，经验总结能自然而然地成为其讲授的内容。在提炼的时候，首先要结合自身的实战经验，其次根据经验检视过往的实战操作，最后再总结感悟，得出核心教学内容。这样的内容才能在课堂上让学员明白理解,才能让大家记得住。学员记住了内容,才能一步一步去实操。在课程开发的时候,老师一定要坚守这萃取的规则道律,自然就能把课程做到极致。

拓 展

提炼就是培训师归纳总结过往的教学经验,去其糟粕,取其精华,对授课的内容形成自己独到的见解。培训师把总结出来的经验变成可执行的内容,再根据具体的教学对象、教学环境进行调整。所谓经验,必然是有"经"才有"验"。这就要求培训师必须有丰富的知识及文化见解,不断完善自身的知识储备,勇于探索,秉持学术良知,不断拓宽知识的视野,更新知识结构,潜心钻研业务,勇于探索创新。扎实的学识是践行的基础。拥有扎实的学识功底后,老师还要触类旁通,眼界开阔,不拘泥于教材,将教学目标与教学内容相结合,授课的内容要根据过往自身的实战的经验,分析解剖、归纳总结、探寻规律、提炼升华,对授课的内容形成自己独到的见解,确保萃取的教学内容是适宜的,得出核心的教学内容,这样才能使学员明白、理解、记住所学的知识,并一步一步去实操训练。在课程开发之初,需要教师做好多角度的规划,结合实际,遵循师道,这样才能将简单的课程做到极致。

语 录

是以圣人欲不欲,不贵难得之货,学不学,复众人之所过。以辅万物之自然,而不敢为。——《道德经》

基于其身,以克复其所。——《国语·晋语九》

要坚持教育者先受教育,让教师更好担当起学生健康成长指

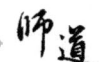

导者和引路人的责任。——习近平

取其精华,去其糟粕。——马南邨

例 说

真实的经验是基础,只有经过提炼,才能展现出它最璀璨的光芒。就好像一把宝剑,必须经过细致打磨,才会锋利。我们的授课也是一样的。学员对培训师所教授的内容并不感兴趣,是因为培训师只是单纯地叙述所讲的事实,对着所做的PPT照念,所讲的内容自己都没有理解,没有根据自身的经验对所讲述的内容进行归纳总结和提炼,形成自己的独到的见解,所传播的内容自然不是学员所需要得到的知识,从而不能起到共鸣作用。就像语文老师解读诗歌一样,不能单纯地把诗歌从文言文形式解读出来教给学生,这样学生只知其一而不能知其二,而是应该把诗歌的意境经过自身的思考描绘出来,把生动的画面展现在学生的眼前,随着这些画面的展开,背后蕴藏的感情就会随之涌现。如何解读诗歌的技巧,如何营造意境,老师归纳总结教给学生,学生才能举一反三,才能达到满意的课堂效果。

延伸阅读

凌传仁老师提炼抗疫五"最"

2020年5月7日,广东省中医院以"致敬护理队伍,携手战胜疫情"为主题举办了2020年国际护士节系列活动之抗"疫"经验分享。凌传仁老师分享了4个"最",最担心、最感动、最温暖、最触动。刚开始大家对严峻的疫情、巨大的工作压力、病人病情及物资配置的未知充满担忧;隔离病房中,八段锦、耳穴贴压、穴位按摩、穴位贴敷、开天门、刮痧等一系列中医特色护理项目的开展受到临床患者的好评，医患之间的相互信任、相互关心、相互鼓励让大家最为感动；来自国家、学校、医院无微不至的关爱和各方的物资援助，让大家最感温暖；共患难的战友情谊和社会对医护人员的关心和认可，让大家最为触动。讲述者根据自身过往的经验，提炼其中蕴涵的真情实意，通过语言的力量，让这一个个画面清晰可见，让在座的听讲者都热泪盈眶，感叹抗疫前线的艰辛与不易。

沈玉珍老师教学的"步步为赢"

一堂课的内容包含很多知识点，如何能够让学生都能掌握呢？

某医院某科室开展了新的中医技术项目——平衡火罐，要全面推广新技术，就必须进行培训。沈玉珍老师把操作培训流程做成课件，详细讲解了每一步骤及注意事项，授课完毕后她问学生是否都掌握了，学生们都回答会了。然而，接下来的操作考核，就出现了学生忘记步骤、步骤顺序记不清楚等状况。如何解决这一问题，让学生们更好地掌握平衡火罐的精髓呢？沈玉珍老师把操作步骤提炼成"一闪，二揉，三走，四留，五抖"的十字口诀。有了口诀，同学们就能很好地记清楚操作顺序，很快掌握了平衡火罐这一中医技术。这简单易记的操作口诀，让沈玉珍老师在哈尔滨中信会年会皮肤病分会上分享时获得了众人的一致好评。提炼法是教师以准确简练的语言引领学生对课堂讲授的知识进行归纳、概括、总结，梳理讲授内容，理清知识脉络，突出重点和难点，归纳出一般的规律、系统的知识结构等的方法。正如沈玉珍老师利用几个数字巧妙地进行归纳的口诀，提纲挈领，概括明确，使学生巩固了所学知识。

第二十五章:落地生根 逻辑划分

正文

明师持道,勤行之。庸者持道,考究之。昧者持道,笑吟之。若道若俞①,建②道大白③,明④道充盈⑤。思以行而为⑥,故以序⑦之,得以君子行。思以并存之⑧,故以列⑨之,得以君子获。大象⑩无形,胜似行。

注解

①俞:变污,失去意义。
②建;刚刚开始建立。
③大白:像初生婴儿般需要不断成长。
④明:成熟。
⑤充盈:健壮,有活力。
⑥行而为:以行为、技巧为目的。
⑦序:流程排序。
⑧并存之:多环节同时应用。
⑨列:并列,同级结构。
⑩大象:培训师道的规律。

解 读

　　明白道理的培训师能遵循道的规律，并不断感悟。普通的培训师学习道的规律，会把道当作一门学科进行学习。平庸的人学习道，只觉得是一套很玄乎的说法，一笑而过。没有了培训师的道律，就没有了培训本身的意义。在悟道的过程，每一位培训师刚开始时像初生的婴儿，很多法则与规则未能参悟，但经过不断地探索与实践，就能参悟明白师道的法则，找到一种永无停歇的道的规律。这种规律不以人的意志为转移。教学的核心本质要以教学行为进行体现，如果是技能手法的教学，需要层层递进，环环相扣，形成规范的流程，才能让学员掌握。如果是多维度并存的内容，要做到结构化并存，这样才能让学员在清晰的结构中掌握所学内容。这样的道法理念虽然是无形存在，但往往能在有形的实践中呈现效果。

 拓 展

　　随着世界经济一体化和我国经济的快速持续发展，国家对职业培训的高度重视，对培训的需求激增。个人为了适应知识和技能的不断更新，应对职场的竞争压力，以获得职业生涯的发展，也必须坚持学习和接受培训。培训师作为知识的传授者，只有通过培训才能不断地充实自己，提高自己的授业水平和综合素质。只有参加培训的培训师才不是一潭"死水"，是学员获得知识的最重要源泉。不明白培训规则的培训师，说起培训脸上就流露出一副不以为然的样子，持完全否定的态度，更别谈自身参与培训；有些培训师则认为培训无关紧要，有培训的时候参与，但不认真学习；聪明有悟性的培训师则坚信培训的重要。有时候常听到有些老师感慨:"现在的学员都喜欢年轻的培训师,他们有青春活力。"是不是现在的学员真的不喜欢年长的教师?肯定不是这样的,也有很多年长的培训师很受学员欢迎,为什么呢?因为这些培训师年纪虽大,但他们仍在不断吸收新的知识,积极地和学员沟通,及时地发现问题,然后加以改进和提高,并不以自己几十年的教学经验而沾沾自喜,故步自封,当然会受到学员的尊重和喜爱。如果培训师轻视培训,导致思想麻木,不去提高自身素质,不去学习培训的技巧方法,不求上进,就会被学员、社会抛弃。华为公司总裁任正非在题为《培训:通向明天的阶梯》的讲话中指出:"培训工作很重要,它是贯彻公司战略意图,推动管理进步和培养干部的重要手段,是华为公司通向未来、通向明天的重要阶梯。为什么以前没有培训,现在要培训,而且现在培训队伍还在壮大呢?是为了将来!"培训师要能正确对待自身的培训,根据自己的需求参加培训,这样才能真正有益于自己。

  每位刚开始进入培训之路的培训师,都像一张白纸,应不断地去观察其他的培训师是如何进行授课、设计符合要求的课程思路及方法,并归纳总结感悟。培训师只有不断磨炼与完善教学活动,提升自身的教学修养,领悟事物的本质,才能积累丰富的教学经验,更好地运用培训所学的技巧与方法。培训师要根据不同对象的发展水平,将外界的知识和自身的经验更好地转化为学员能明白的认知结构、情意状态和行为结构,循序渐进地呈现知识,帮助学员完成从简单到复杂的有序累积。当然,教学的核心本质要通过教学行为来体现,它应该是精心设计的课,应体现在教学组织严密、教学方法有效、教学步骤清晰等上。纵观整个教学过程中,培训师的教学设计可谓是层层递进、环环相扣。如果我们把课堂教学比喻成一个圆的话,那么,每一个教学手段、方法就是这个圆的无数个点,每一个教学环节则是建构这个圆的线,我们的课堂教学应该是首尾呼应、环环相扣的。如果是多个维度的知识体系,培训师就需要用系统性思维的方式了解各个构成要素,去构建学员的结构化知识体系。学员如果缺乏完整的结构化的知识体系,就很难明白自己要学习的知识和技能范围,也就不知道应该如何去学。在知识体系建立起来之后,学员才能清晰地知道自己需要学哪些知识,每次有新的知识就把它填充到自身的知识体系中,这样构建的知识体系就会越来越完整。这些无形存在的培训经验,只有在实践中才能呈现出效果。

语 录

知者易悟,昧者难行。——《心印妙经》

道不传非人。——《心印妙经》

上士闻道,勤而行之;中士闻道,若存若亡;下士闻道,大笑之。——《道德经》

修其本而末自应。——苏轼

教育的唯一工作与全部工作可以总结在这一概念当中——道德。——赫尔巴特

例 说

一位明智的培训师必是具有广泛涉猎各类知识并保持终身学习的态度的,这样其才能不断成长,不断提升自身的知识素养与专业能力。培训师要把教书育人作为自己的天职,在教书中全面提升自己的素质,在育人中不断净化自身的灵魂。作为护理专业的带教老师,在培养具有核心竞争力的医务人员时,要根据不同的培训对象选择不同的培训内容,以学员为导向,根据自身在教

学的过往经验中选择不同的教学方法及技巧培训学员。这就需要老师提高自身的文化修养,设计符合学员的课程内容,创新教学方法,不断磨炼与完善,总结归纳。培训师是授业、解惑者,是学习示范者、研究者。俗话说"亲其师,信其道"。培训师作为"道"的载体,其传播的各种道理在学员成长的过程中起到巨大作用。

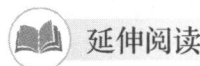 延伸阅读

陈燍妮老师的"从术到法"

"你,新来的吧,怎么这个都不知道。""这里怎么又做错了?"新职工入职后的高出错率、知识的缺乏及学生与社会人的角色转换时产生的迷茫,已然成为广东省中医院皮儿科护理单元所关注的焦点。

为了切实快速有效地提高新入职护理人员的各项能力,皮儿科护士长陈燍妮老师制订了新的带教计划。每年,科室都会在新职工入职后进行为期2周的岗前培训工作,分配师傅进行一对一带教。从工作环境、工作职责、职业道德素养、沟通交流能力、应急处理能力及整体护理所需的专业照顾、病情观察、心理护理、健康教育、康复指导等护理服务能力方面,对新员工进行事无巨细的培训。进入岗位前组织培训,是为了让新员工熟悉和了解工作职责、工作环境和工作条件,并适应医院、科室环境的发展变化,可在工作中降低因失误造成的损失。按照医院及科室的发展要求,对具有不同价值观、信念,不同工作作风及习惯的人进行文化养成教育,以便形成统一、和谐的工作集体,使劳动生产率得到提高。经过岗前培训的新职工都表示感受到了温暖,让自己能够快速地从迷茫、无措的状态中抽离出来,快速地融入科室生活中。

第二十六章：定准定则　规形成矩

正文

至柔驰骋天下坚①，毕生乎之②。处③成于终始，泉涌江河④。所以者何？阴阳无为之益⑤，禽卵之意⑥。能则以为满⑦，示列邪乎⑧。众取争唯⑨，象之。无有无间入正⑩，实习焉。

注解

①坚：很大的困难。
②毕生乎之：一生的精华。
③处：问题的处理。
④泉涌江河：涌泉汇聚江河的过程，有始有终。
⑤阴阳无为之益：像昼夜般不断循环，永不停息。
⑥禽卵之意：就像鸡和蛋，有鸡就有蛋，有蛋就有鸡。
⑦能则以为满：同时要满足的要求。
⑧示列邪乎：排列项并存。
⑨众取争唯：一个整体化为多个共同体，再选其一。
⑩无有无间入正：无形的力量都传送给学员。

解读

最柔的事物，能解决天下最大的困难，这个柔就是老师毕生的精髓。遇到麻烦的问题，应该先思考分析，探索本源。决策时，要找到需要改进的问题，以便在分析与决策中形成一种循环。这是一种持续改进的良性循环。江河之水源于涌泉，涌泉之水源于降雨，降雨之水又由江河之水凝聚而成，这也是一种持续的循环。昼夜轮换，也是一种循环。只有这样的循环，才能生生不息。培训师在教学设计上该如何做到这种循环呢？培训师的教学设计能力要满足多层级学员的学习需求，这就要求先把内容进行结构分化，然后根据学员的学习需求对内容进行筛选。把这些无形的经验，用有形的方式表达并传授，才能有实战落地的效果。

拓 展

天下最柔的东西可以驰骋在天下最坚硬的东西上，就像舀一瓢水斜泼在石板面上，水在石板上沿着坑坑洼洼的石板面流动。因为至柔可以在运动时顺着至坚的改变而改变，找到表面上看不见的空间渗透进去。一名培训师，其最柔的东西当然是其用毕生的精力在实践中摸索、总结出来的授课方法及技巧，这些授课经验就是其在从师道路上所向披靡的利器。"经验"只有变成"标准"才有可能传承。培训师应把好的经验总结萃取出来，让这些经验可复制、可传承。就像余文森教授认为：一位优秀的教师要学会提炼自己的教学主张。一位优秀的教师需要在纷繁复杂、千丝万缕的课堂教学实践中总结经验，提炼出灵魂和核心，而不是被日常教学生活的汪洋大海所裹挟，泯然众人。英国学者波兰尼认为知识分为显性和隐性两大类。显性知识是可用规范化、系统化的语言进行传播的客观知识，如流程、规范等；隐性知识是难以用语言和文字表述、传播困难的主观知识，包括分析问题和解决问题的思路、掌握技术诀窍的经验和判断力、决策的前瞻性等。人们在日常工作或生活中遇到难题时，经常会回顾以往的经验，希望能够从中找到相应的流程、方法或策略。所以教师应该对自己的授课经验及技巧进行总结归纳。

培训师对于讲解如何处理事物的课程，应提炼出清晰明了的路径方法；对于要从多个维度和角度同时进行的课程，应提炼出图表并列的工具；对于需要不断重复的课程，应提炼出循环结构的图形；对于一个庞大的系统的知识结构课程，应提炼出类似象限图的图形，将整体化为多个共同体，再选其一进行授课。培训师只有根据这些无形的经验提炼总结出有形的方法，以此去传授，才能从无序走向有序，攻克授课道路上的众多困难。

语 录

天下之至柔，驰骋于天下之至坚。——《道德经》
柔弱胜刚强。——《道德经》

例 说

学员能不能学到东西，培训师能不能达到其教学目标，体现了一位培训师的实践教育的智慧水平。实践智慧多建立在长期的实践探索的经验的基础上，由个体经验感悟、教学反思形成。洞察并解决当下复杂教育情景中的种种问题，仅靠公共理论原理、知识与方式是远远不够的，培训师只有凭借以往教育活动过程中积累下来的丰富的工作经验，根据问题的背景、性质与特点，经过精心的甄别、提取、优化与整合，组成一个完善的策略思路与解决方案，才能有效地消解与排除问题。例如，高中时期学习物理知识，每一个物理概念都是抽象的，给学生的理解带来了巨大的困难，老师如何讲授这些概念就显得尤为重要。如在讲授电势和电势差这两个概念时，老师运用类比，把电流与水流作类比，电势和高度作类比，把电势差和高度差也就是水位差作类比，那学生就加深了对这两个概念的理解。因为老师的教授经验，学生能够把授课内容与生活中一些有形的东西作类比，利用他们已有的生活经验使抽象难懂的概念变得鲜活易懂，更容易理解与记忆。

因此，就培训师的个体而言，最可宝贵的财富就是其个体经验，特别是那些值得总结、挖掘、提炼的优秀教学经验。

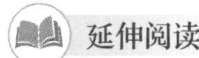延伸阅读

陈熳妮护士长用思维导图指导查房

对于护理查房，陈熳妮护士长发现，低年资护士关于病人病史的汇报通常较为凌乱。根据此情况，以及自身过往经验，陈护士长提出了思维导图查房法。人的大脑思维呈现的是一种放射性的树状结构，而我们日常在总结这种思维时往往采取直线型方式，相互之间没有关联、没有重点。思维导图则采取一种独特的画图方式，将思维重点、思维过程及不同思路之间的联系清晰地呈现在图中。在处理复杂的问题时，这种方式一方面能够显示出思维的过程，另一方面可以很容易地理清层次，把准重点。于是，她给低年资护士讲解什么是思维导图，怎么利用思维导图去整合汇报，并做成相应的模板，使同事们一目了然，明白汇报的流程和内容。思维导图查房法协助护士们梳理自己的构思，能够把自己的思维过程及知识点之间的联系清晰地呈现出来，让其能够快速掌握重点，汇报的内容因此清晰明了、有重点，从而使查房也更具条理性。

江秀梅老师经验流程化

某医院某科室接收了一例危重的白血病患儿,对于不是每日护理此患儿的护理人员来说,是一个相当大的挑战。对于此类危重症的患儿,针对如何能够让每天不同的护理人员能够快速掌握病情,了解患儿的病情进展及化疗方案流程,江秀梅老师提出了病种诊疗流程标准化管理法。在科室主任组织医生护士进行化疗方案讨论时,江秀梅老师认真听取讨论内容,对化疗方案按疗程进行总结,对化疗前后的环境管理、管道管理、体液管理进行多维度的思考,查阅大量文献后形成了个案化的护理目标及护理方案,培训科室同事共同学习,简化了交接班流程,使每个接班护士能够快速掌握此患儿的护理重点。

目前,此患儿已顺利完成了全疗程的化疗。在此之后,江秀梅老师与科室人员共同讨论,制订了白血病诊疗流程标准化管理方案,使护理白血病标准化,护理人员能够有据可循。通过梳理病情,共同讨论治疗方案,制订危重症护理计划及目标,形成共识。这样,面对危重症患者,不同的护理人员能够快速掌握患者病情及观察要点等,优化交接班流程,更好地保障患者的安全。

第二十七章：多元入题　扣人心弦

正 文

正①大成大合②，若弊③若冲④。所以者何？其不尽，道不穷。甚似⑤足矣？探本⑥寻根，行可视⑦，事可为⑧，充盈⑨之作。立元⑩大象⑪以用，思彼此。

注 解

①正：符合教学内容的案例。

②大成大合：最完整、最完美的状态。

③弊：残缺。

④冲：完整。

⑤甚似：该如何。

⑥本：目标。

⑦视：可视化。

⑧事可为：办事过程清晰。

⑨充盈：有形和无形。

⑩立元：树立根本元认知。

⑪大象：大道。

解读

培训师根据教学需求，使用符合内容的案例。但当培训师看到别人很好的案例时，总会感觉自身案例似乎有残缺，好像没有别人好，但又找不出需要修改的地方。培训师出现这样的情况该如何解决呢？培训是以内容为王，只要充盈丰富，能引导教学内容，使用的时候就不会衰竭，也不会穷尽，更能做到一素材多主题的应用。培训师如何做，才能使内容充盈丰富，能引导教学内容？在编制案例时明确案例方向要紧扣主题，拟定目标要可视化，执行的过程要清晰明确，所展示成果做好分类。树立这种元认知后，一个案例自然就能被多元化应用，同时也能启发学员与老师的共同思考。

拓展

通过使用课程案例这个教学素材，以教学目的为基础，为受教育人员构建一个教学情境，并以案例为基础让受教育人员进行分析和思考，积极展开讨论，使受教育人员的思维方式得到开阔，解决问题的能力得到提升，进而更加深入掌握知识的教学方法，我们称之为案例教学法。在古希腊时期就诞生了案例教学法，当时著名的哲学家、教育家苏格拉底在经过深入研究之后提出了"精神助产术"。苏格拉底认为，应该以人们身边发生的事情为基础，引导学生掌握问题的本质，使其可以从特殊到普遍，从具体到抽象，加深对问题的理解，并以此为基础获得属于自己的理论。随后，柏拉图系统化了"精神助产术"，从而诞生了案例教学法的雏形。1870年，朗德尔创立了判例教学法，被誉为案例教学法的"先驱者"。他提出，若无法直接学习原理，则可以通过学习包含原理的判例来达成目标。20世纪20年代以来，经过哈佛法学院、商学院、医学院的不断完善和实践，案例教学法在美国、欧洲等教育发达国家已经得到了广泛的应用，20世纪80年代，案例教学被引入我国。

案例教学法不同于传统教学，它是一种集开放式、互动式和启发式于一体的教学方式，通过改变教学过程中师生的定位，以学员发展规律、个性需求角度对教学进行根本性改变，是一种"以学生为中心"的教学模式，以培养学生自主学习能力、发现问题并解决问题的能力为主导。案例教学法强调可操作性和实践性，将理论与实践相结合，达到抽象理论知识向具象实践应用转化的目标。完美的课程案例能够体现知识的完整结构，通过典型的案例分析引导学员主动思考、讨论、质疑和解决问题，从而更加激发学员主动学习的热情。因此，选择一个"完美的"案例显得尤为重要。

一个领域经典的课程案例，无论使用什么样的演绎方式，总是能够反复使用，而且历久弥新。在准备课程案例的时候要明确教学目的，所有的课程案例都是为一定的教学目的编写的，选择案例一定要考虑案例的着眼点，有的着眼于方案选择，有的着眼于过程推理，有的着眼于人物线索，有的着眼于故事情节，不同的着眼点反映了不同的意图，服务于不同的教学目的，自然也会带来不同的教学效果。准备案例时还要注意所选案例的问题意识、理论背景、写作风格和篇幅长短等，案例中鲜明、强烈和错综复杂的问题意识是引发学员争论与思考的出发点；不同主题的案例强调不同的理论背景，也体现不同的理论方面的要求，有的可能旨在应用某些理论观点以做出决策或判断，有的则用以阐发某些理论的应用价值，有的要质疑某些理论并引导学员发散性的反思,有的则重在给学员进行一定理论思考的空间以激发各种闪光的思想,等等。另外,不同案例的写作风格迥异,篇幅长短不同,在教学中的适用有很大差别,也是需要注意的。做好以上几点,通过案例构建一个完善的案例教学体系,这个体系可以从自身系统的高度将教学要点有机结合起来。学员在对案例的解读过程中可以锻炼其逻辑分析能力;在甄别若干可选择方案并选择对案例利益最大化方案的过程中可以培养其辨别取舍能力;全过程则可以提升运用理论知识能力及实践能力等多方面的素质。另外,案例教学是互动式的教学,对讲授者和学员均有较高的要求,讲授者必须透彻理解案例所涉及的焦点问题,还必须掌握问题所涉及的一系列理论基础,由此得出结论,并在案例讨论结束后进行全面总结和点评,在这个过程中讲授者也能得到启发与收获。

语 录

大成若缺,其用不弊。大盈若冲,其用不穷。大直若屈,大巧若拙,大辩若讷。静胜躁,寒胜热。清静为天下正。——《道德经》

知道的越多,才知知道的越少。——苏格拉底

丑就在美的旁边,畸形靠着优美,丑怪藏在崇高的背后,善与恶并存,光明与黑暗相共。——雨果

创造人的是自然界,启迪和教育人的却是社会。——别林斯基

例 说

中医临床思维的培养与中医经典的学习运用、中医病案积

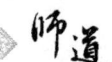

累、临床经验总结等多个方面密切相关。在现行的中医教学大纲中，虽然开设了基于《伤寒论》《金匮要略》《温病条辨》等的课程，但往往仅限于对条文的背诵和学习，而在临床教学中对经典的重温与运用不足，难以满足中医思维建立及临床能力培养的需求。日常临床任务繁重，体力消耗大，业余时间零碎，在临床有限的实践时间中更觉得难以下手，更谈不上对经典的重温及深化、实现经典与临床知识的融会贯通，浪费了宝贵的实践时间和机会，并且可能逐渐产生畏难情绪，失去学习的动力和兴趣。

培训师可以采取以学员为主导的案例与中医经典相结合的教学模式。该模式以学员为主导，以典型病案为平台，学员通过自身的努力对案例进行全面分析，导师再进行点评、整合与启发。该模式的特点是短时、高效。在构建经典案例时尽量选择与经典契合度高的资料、临床真实案例，同一个案例可针对不同主题进行不同角度的解读，从而生动阐述和诠释深奥难懂的经典理论，进而理解、深化、悟透理论。培训师结合案例教学，能够指导学员较熟练地运用望闻问切，辨证论治，增强驾驭复杂局面、处理复杂问题的辨证思维能力，从而拓宽思路、开拓视野。通过"有验之事、可验之法"体现医家的诊断技巧、临床处方遣药等，深究医家宝贵的辨证论治和知常达变的临床思维模式，同时也使培训师在教学、研读时更加从容。

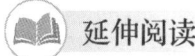

心胸外科护理安全培训的可视化

心胸外科是医院高风险科室之一，患者存在年龄跨度大、病种繁多、手术创伤大、病情变化快、并发症多等特点，多方面因素导致心血管外科护理工作具有更高的难度和风险系数，发生护患纠纷的风险更高,对护理安全管理有着极大的挑战。为了保证患者安全,提高护理质量,在陈护士长带领下,我们实施每周质量点评,收集大家在每日工作中发现的问题、薄弱点,每周二晨会将收集案例与护理核心制度相结合,进行学习、分析、分享,使护理核心制度"可视化",更加容易被理解。这培养了大家发现问题、分析问题的能力,并持续进行质量改进,使护理工作实现前瞻、主动的风险防范,提高护理安全管理水平。

陈静薇护士长不同方法传授滚蛋疗法

滚蛋疗法是在民族医药理论的指导下,用鸡蛋在人体特定穴位上进行点、按、熨、推等手法,以起到扶正祛邪的一种中医特色治疗方法,具有居家易取、简单易学、安全有效的优点。广东省中医院心血管二科常常将滚蛋疗法用于改善先天性心脏病患儿围手术期症状,预防并发症,促进患儿快速康复。陈护士长在滚蛋疗法的使用原理、操作手法上有丰富的知识基础及实践经验,多次进行分享学习。对中医专科护士,重点在于治疗原理、手法要点的分享;对心血管专科护士,重点在于滚蛋疗法的适应证及相应手法;对护理组长及护士长,重点在于滚蛋疗法开展对科室及个人带来的效益。同一疗法通过侧重点的不同,激发了学员们的学习兴趣,取得了很好的效果。

第二十八章：合重之先　登堂入室

正 文

日益学有损①，精其于民②。无为③而有为④之。始⑤为上学，得其思⑥。得而始舍⑦，始末⑧以函⑨。实时⑩之效，果而以真。

注 解

①损：遗漏，未完整。
②精其于民：学员只会记住自己最感兴趣的部分。
③无为：不可，文中指并非全课程完全记忆。
④有为：有用，这里指有用的知识点。
⑤始：开始的状态。
⑥得其思：根据学员的意识状态进行汇总。
⑦得而始舍：最精髓的核心部分在开场就讲了。
⑧始末：课程的开场和结尾。
⑨函：课程的段落。
⑩实时：有限的时间。

解 读

学员在学习的过程中，肯定有所遗漏，大家通常只会记住与自己强相关的核心部分。其实，只要把与自身强相关的部分掌握好并应用在实战中便可。因此，培训师要了解学员对教学内容的兴趣点和需求点，并且把学员迫切需求的内容先抽取出来，在一开始就讲授。课程的讲授设计分为开场段、内容各段、结尾段。只有在有限的时间里，让学员现场掌握，才能达到真正的培训效果。

 拓 展

根据美国学者、著名的学习专家埃德加·戴尔1946年提出的学习金字塔理论，我们知道没有任何一种培训方式能够让学员完全掌握所展示的内容，更多的时候大家只会记住与自己相关或者感兴趣的内容。金字塔理论也明确提出不同的培训学习方式可以达到不同的学习效果。其中，位于塔尖的老师讲学员听的这种传统讲授方式的学习效果是最低的，两周后学习的内容只剩下5%；而在塔底的第七种培训学习方式是教授别人，这样可以记住90%的学习内容。因此，培训师采用不同的培训方式，会产生不同的培训效果。不管任何培训模式和形式，以学员的需求和兴趣为导向的课程设计，都能够达到事半功倍的效果，因为兴趣是激发和保持学习行为的内部动力，也是影响学习自觉性和积极性的重要因素。在时间有限的学习培训中激发出学员的学习兴趣，是评估培训师综合能力的重要指标。

从教育心理学的角度来说，学习兴趣是一个人倾向于认识、研究获得某种知识的心理特征，是可以推动人们求知的一种内在力量，并具有积极情绪色彩的心理倾向。凡是学员感兴趣的事物，学员必然力求去认识它，掌握它，从而提高学习效果。学习兴趣可以划分为直接兴趣与间接兴趣、个体兴趣与情境兴趣。学习兴趣有一个发生、发展的过程，一般来说是从"有趣"开始，产生"兴趣",然后向"志趣"发展。课程设计中,培训师要怎样让学员觉得有趣,从而产生兴趣,增强培训效果?一般课程设计分为开场段、内容各段和结尾段。所谓良好的开端是成功的一半,好的开始是一节课成功的开端。心理学研究表明:人们认识事物存在着知觉优先的倾向。这需要培训师给学员提供感性的材料和实践的机会,因此课程的开场导入非常关键,它能吸引学员目光,调动起学员的学习兴趣,让学员注意力集中。我们在开场的设计以学员的需求为导向,根据培训的内容,可以采用视听导入法、生活实际导入法、故事导入法、时事导入法、悬念导入法等。不管何种方式,还要注意以下几点:目的明确,针对性强,注意时间的把控;新颖有趣,能吸引人;简洁明了,恰到好处;讲究提问艺术,多进行开放式提问,尽量让更多的学员能够积极参与,增强培训效果。

中国近代教育家蔡元培先生说:"我们教书最重要的是引起学员的兴趣。"在课程设计中,以学员需求为导向,根据培训教学内容,选择一个合适的开场,激发学员的兴趣,同时结合多样的教学方法,在有限的时间里,让学员现场掌握,达到真正的培训效果。

语 录

知之者不如好之者,好之者不如乐之者。——《论语·雍也篇》

兴趣才是最好的教师,它远远胜过责任感。——爱因斯坦

教学的艺术不在于传授本领,而在于激励、唤醒和鼓舞。——第斯多惠

教育不是注满一桶水,而是点燃一把火。——威廉·叶芝

使学校适合儿童,而不是使儿童适合学校。——亚历山大·尼尔

世界上没有才能的人是没有的。问题在于教育者要去发现每一位学员的禀赋、兴趣、爱好和特长,为他们的表现和发展提供充分的条件和正确引导。——苏霍姆林斯基

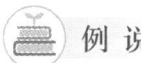

很多时候,就培训师上课提出需求的是人力资源或相关需求部门,而现场的学员可能是被要求参与到学习中,这对于引导学员进入课程提出了更高的要求。一个高效的培训,既能完成需求人的要求,更能够吸引学员的参与,从而激发学员的兴趣,进一步追求志趣,让人的主观能动性发挥出最大的效应。

培训师在进行课堂设计的时候,往往会把需求人的需求,也就是核心内容放到课堂的中段,也就是内容各段,因此往往对内容各段进行反复的锤炼磨打,而忽略了开场段。开场段作为培训师与学员、学员与需求知识的第一次交流,往往有着"领头羊"的作用,让学员能够首先"听你说",才能引导他们走到内容各段,并在以后因为兴趣的激发而进行自我主动学习。因此,结合需求,精心设计开场,激发学员的兴趣,往往能使培训收到事半功倍的效果。

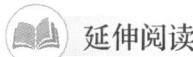

西医院校护士的爱中医之路

中医知识及技能的培训是每一个中医院护士的必须要求,这对于中医院校毕业的护士来说,达到培训要求并不难;这对于西医院校毕业的护士来说,则存在一定的困难。广东省中医院心外

二科也遇到这样的难题。经过问卷调查，开会讨论，大家认为最重要的是转变西医院护士的思维。陈静薇护士长说："我们要让他们感受到中医的有效，从而产生对中医的好奇心。有好奇心，兴趣就来了，有了兴趣还怕他们不喜欢学？"因此，科室开设了每周四的中医体验课堂，科室护士或家人身体有不适时，可以过来进行治疗，通过切身体验，认识到了中医的神奇，从而产生了科室学中医、爱中医的氛围，让培训难题迎刃而解。

"花样"健康宣教

临床科室对患者和家属的健康宣教其实也是一种特殊形式的培训，老师是医护，学员是患者及患者家属。健康宣教落实不到位，不但影响患者的康复效果，患者在家的二级预防也不到位，增加患者的返院率，影响患者的生活质量。对此，科室护士长在科内开展了多元化培训。通过微信建立了中医养生群，使用微课技术制作小视频，以教案设计思路设计患者随身学习手册，并设立了特殊语言翻译本、玩具角、阅读吧，以及老师学员角色互换的反转课堂、术后患者讲术前患者听等多种宣教形式等。多元化的教学设计大大激发了患者和家属参与到科室内训小组健康管理课堂中的热情，让科室宣教能够有效地落实到位，使各方满意。

淬炼篇

第二十九章：主辅之重　主辅相融

 正 文

玄术①不满，是必以需②。载刚柔③抱一，能为明鉴④乎。刚以解需⑤，能开天门⑥。柔固四达⑦，能知其乎。阴阳⑧之璧，融合之。阳似律吕，观之所得。阴似以盈，无而⑨无为⑩。古之君臣，施其职，行其位，天下平。

 注 解

①玄术：奥妙深邃的知识。

②是必以需：用得到的才是真正所需。

③刚柔：主次，刚为主，柔为次。

④明鉴：清晰明白所需掌握的内容。

⑤需：应急的需求。

⑥天门：在自然的状态中明白其中道理。

⑦四达：更明确清晰。

⑧阴阳：看得见的呈现和看不见的呈现。

⑨无而：不会出现。

⑩无为：达不到的状态。

解 读

　　学员不能一下子学习完一个领域的知识,只能根据当下最重要的进行学习。所以一个领域的内容要分主次,而主次是没有固定的,这样才能满足学员当下的学习需求。主的内容就是学员当下的需求点,而辅的内容则根据现实情况进行增减。课程教学的呈现也是分为能看见与不能看见。课件、视频等为可视教材,能让学员直观接受。而一个比方、故事、观点总结等为不可视教材,能让学员更全面、更充分地理解所学知识的意思,不会出现似懂非懂的无为状态。自古以来就有君臣佐使的划分,各司其职才能让天下太平。

 拓 展

　　众所周知,现代培训技术为培训活动提供了许多先进手段,既为多种培训方法的综合运用创造了有利的条件,又使培训内容的展现变得更加丰富而直观,培训形式也变得更加灵活多变。尽管培训手段方法和形式具有多样性,但影响培训质量的主要因素仍是对培训重点与难点的把握和处理。如果说培训效果的关键取决于培训师对教学培训内容的熟悉程度、对教学培训手段的运用和授课艺术等,那么,在教授前正确判断处理好课程培训中的重点和难点则是关键中的关键。这里所说的重点就是我们培训中需要抓住的主要内容。培训内容以学员的需求为导向,而主要内容则是学员目前急需了解或解决的问题,要在有限的时间内进行主次内容的合理分配,达到完美的呈现,从而增强培训效果。

　　根据学习金字塔理论,我们知道没有任何一种教学培训形式能让学员完全掌握一节课所学。同时,教育心理学有个重要观点:"一般青少年的注意力持续集中只有 10～30 分钟,成人注意力持续集中只有 30～50 分钟。"这就是课堂时间是 45 分钟,而一般培训时间不超出 1 小时的缘故。因此,短期内让学员完全掌握一个领域的知识是很困难的。这就需要老师根据学员目前的需求,确定培训的主要内容。

确定培训的主要内容后,老师要把它当作培训中的重点进行演绎,常用的方式有:

第一,保证时间,就是在突出主要内容上要舍得花时间、花精力。为此,在准备时要合理安排重点和非重点、主要内容和次要内容的培训时间,做到主次分明;培训时要充分利用时间,提高培训效率。

第二,着重讲解,就是要采用适当的培训方法,对主要内容进行深入浅出的讲解,力求讲深讲透,使主要内容在学员头脑中留下深刻的印象。这是突出重点的基本方法。

第三,口头强调,就是要用准确的语言和加重的语气向学员们明确指出培训的重点。

第四,板书提示,就是采用板书图文这种直观的方式突出主要内容。可以对重点内容板书必要的插图;可以详细地板书重点内容;可以用不同颜色板书突出重点内容的讲授提纲和要点,或者在其下划线、字体加粗等。

第五,实践应用,是指利用实践应用这类方式方法,如案例教学法、情景演练等突出重点。

第六,可以在结尾布置习作任务、考核,或一起回顾等,以达到巩固加深、灵活运用的目的。

通过以上方法做好主要内容的呈现后,我们不宜过分地忽视次要内容,但是也不要强调次要内容,可以分散适量,穿插在主要内容中进行。唯物辩证法的重点论认为，在复杂的矛盾体系中，要首先抓住根本矛盾、主要矛盾及矛盾的主要方面，并把它作为解决其他矛盾的出发点，这个根本矛盾、主要矛盾、矛盾的主要方面就是重点论中的"重点"。不应不去把握这个"重点"，甚至否认它，而把各种矛盾情况或矛盾双方平均看待。只要分清矛盾的主要方面和次要方面，用适度和平衡的原则处理好主次之间的关系，就一定会促进事物的发展。

培养教育人和种花木一样，首先要认识花木的特点，区别不同情况给以施肥、浇水和培养教育，这叫因材施教。——陶行知

学习和钻研，要注意两个不良，一个是营养不良，没有一定的文史基础，没有科学理论上的准备，没有第一手资料的收集，搞出来的东西，不是面黄肌瘦，就是畸形发展；二是消化不良，对于书本知识，无论古人今人或某个权威的学说，要深入钻研，过细咀嚼，独立思考，切忌囫囵吞枣，人云亦云，随波逐流，粗枝大叶，浅尝辄止。——马寅初

我们要活的书，不要死的书；要真的书，不要假的书；要动的书，不要静的书；要用的书，不要读的书。总起来说，我们要以生活为中心的教学做指导，不要以文字为中心的教科书。——陶行知

一个教师写一辈子教案，不一定会成为名师；如果一个教师能写三年反思，就有可能成为名师。——叶澜

少年读书如隙中窥月，中年读书如庭中望月，老年读书如台上玩月，皆以阅历之浅深，为所得之浅深也。——张潮

真正能够驾驭教育过程的高手，是用学员的眼光来读教科书

的。——苏霍姆林斯基

教育的本质意味着：一棵树摇动另一棵树，一朵云推动另一朵云，一个灵魂唤醒另一个灵魂。——卡尔·雅斯贝斯

 例说

培训以学员的需求为导向，主要内容则是学员目前急需了解或解决的问题。但是还要注意以下方面。首先，要知道主要内容不一定是集中的、唯一的，一门课程由若干单元（章）或模块组成，其中有重点单元（章）或模块，每个单元（章）或模块中又可能有若干课题是重点，而每个课题中有若干知识点，我们把这些不同层次的重点集合，从而确定该门课程的核心，也就是主要内容。其次，不一定所有的学员或需求方能够明确自己的需求，这就需要培训师帮忙梳理、寻找，找到根本问题。通常情况下，重点内容应该满足下列条件：一是应为专业人才培养中必须具备的内容，二是为专业能力和职业岗位能力构成中不可缺少也不可替代的内容，三是在知识结构中具有承前启后的作用，四是实用且应用频度较高。最后，还应关注重点与难点、主要内容与次要内容之间的联系和区别，其中，难点相对于其他三者更加具有不确定性和动态性的特点。主要内容与重点关键在于教学权重的大小，可以理解为重点一定是主要内容，但主要内容不一定是重点。而主要内容与难点既可以存在重叠关系，也可以是相交关系，还可以是延伸关系。

综上所述，培训师一定要突出课程培训内容的重点，做好主次区分，切忌平均化现象，从繁杂多样的课程培训内容中选取最主要、最核心、最基本的内容，避免胡子眉毛一把抓。

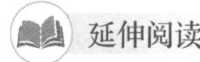 延伸阅读

主次分明的临床教学

　　心胸外科是一个专科性极高的科室,很多新转入科的规培护士无法适应,从而影响护理工作的运转。科室在培训新入科的规培护士带教中,急学员之所急,建立一对一导师责任制。唐聪老师安排一周线下理论加技法的紧急培训训练营,内容囊括专科基础操作、专科专业技术操作、专科疾病特点、仪器操作等,训练营结束后安排理论和操作考核,再进行现场点评。另外,每周布置打卡训练,训练内容根据每周工作情况,分紧急主次安排理论和操作训练,并且附上老师的批阅意见。通过一个月的训练,学员可更快地适应专科工作。

陈静薇护士长的优质服务授课

　　陈静薇护士长应邀参加外院举行的医院管理授课,主办方仅仅是给出了一个授课题目:优质护理管理。陈护士长就按照科室优质护理管理的开展项目和经验分享进行授课准备。授课当天,准备开讲的前10分钟,对方医院的院长跟静薇导师说:"我们医院的医患关系不好,纠纷投诉多,满意度低。"此时,陈护士长根据多年培训经验,认为准备的课件内容与院方目前迫切需要解决的问题有所偏差。于是,陈护士长按照院方的主要需求,调整授课内容,先给大家分享自己多年来处理纠纷投诉的切身体会和经验,然后跟大家分享自己科室优质服务的开展成果。最终,此次培训赢得了院方全场的好评和认可。

第三十章：情理并茂　是莫奠基

正　文

执①而盈学，正②不冲盈③。乐而乐之④，不可得拾⑤。充亏以列⑥，三四⑦执，六七乐，视而君子之势⑧。功成其得⑨，学亦道也。

注　解

①执：执着，执念，固执。
②正：学习心得。
③冲盈：满足，充满。
④乐而乐之：快乐的方式让课堂充满与内容不完全相关的快乐。
⑤得拾：收获，收取。
⑥充亏以列：充实的干货和快乐的形式需要有相应的比例。
⑦三四：时间比例，百分之三十或四十。
⑧势：状态。
⑨功成其得：成功的学习收获。

解　读

完全理性的干货教学，学员未必能全部记得住，也未必能很好理解学习内容。教学中快乐的活动多了,又让课堂变成了放松休闲的快乐场所,未能达到学习效果。因此,在教学设计中,理性内容和感性演绎需要有比例,理性内容占有百分之三十到百分之四十的时间,感性演绎占百分之六十到百分之七十的时间。这样才能让学员在快乐的感性中记住核心内容,这就是教学中根据师道的法则了。

拓 展

情感是人类所特有的,是人们复杂心理活动的一种反映,也是人们对于客观事物的感受和体验。感性方式是学员开始认识客观事物与获取知识的重要手段,在学习过程中发挥着重要作用。学员易在感性过程中建构知识和技能,如采用可视的感性方式传授倒车入库知识,学员就能很快构建倒车入库知识和操作技巧,随后对已构建的感性知识进行捉摸、分析、理解、综合和抽象等深度加工,最终变成自己的知识和本领。

在教学中,可采用合情推理、演绎推理兼而有之,侧重于演绎推理的教学方法。先感性、后理性的方法能把抽象知识变得直观、可视和简单化,传授知识形象、生动、逼真,使学员容易掌握、理解,并快速接受抽象知识,能够帮助学员扫除学习过程中的认知障碍。在理性教学过程中培训师会引导学员对感性知识进行分析、判断、推理、归纳、综合和抽象等深度加工,把学员构建的感性认知升华为理性知识。此过程能训练学员的分析、理解和逻辑思维能力,培养他们使用正确的学习方法。

如果教学过程中只有理性讲解而没有感性演绎,那么课堂教学必将缺乏生机与活力,严重挫伤基础较差学员的学习积极性。所以完整的课程教学必须包括感性和理性两个阶段,即理性表达和感性演绎。这样可使学员不仅能轻松地学到知识,还能加深理解、举一反三,并能运用它们解决实际问题。

 语 录

活的人才教育不是灌输知识,而是将开发文化宝库的钥匙,尽我们知道的交给学员。——陶行知

我们不需要死读硬记,我们需要用基本的知识来发展和增进每个学习者的思考力。——列宁

夫子循循然善诱人,博我以文,约我以礼,欲罢不能。——《论语·子罕篇》

 例 说

在教学实践临床中,会出现这样矛盾的局面:学习专业理论重要,但学员不愿意学,因为内容枯燥无趣;讲授专业理论重要,但老师不愿意教,因为学员缺乏学习热情,影响授课效果。学员之所以对学习理论缺乏兴趣,一般来说有两方面的原因:一是满堂灌的教学方式使他们觉得既疲惫又乏味;二是课堂内容完全照搬书本,既无重点,也无创新。这就要求培训师在授课时对所讲知识做到融会贯通,简单的内容可以进行整合,有延伸性的内容可以引导学员课下完成,而精髓之处则拿出来重点讲授。

其实讲台也可以理解为一个话剧舞台,教材是剧本,培训师是演员,学员是观众。除了对剧本演绎的期待,他们更期待演员在舞台上的引人入胜、诠释内涵;更渴望在过程中与演员们情感与形式的互动,感受自己站在舞台上,释放内心。

在教学实践中,将理论知识尽可能地形象化讲授,会收到较为理想的教学效果。除此之外,课堂中其他感性元素的运用,也

会为营造轻松的课堂氛围、激发学员的学习热情起到不小的作用。李程远导师常常对学员说:"要想授好一次课,应该有一颗敏感的心。"这里所谓敏感,指的是善于感受、勇于表达。

"STAR"法则在心外科演讲比赛中的应用

在许多课程或演讲比赛中,部分参赛者以PPT为基本来照本宣读,而且所讲的内容缺乏逻辑性、条理性和创新性,往往在初赛就会被淘汰。在演讲内容设计中,采用"STAR"法则,合理地分配理性的内容(措施)和感性的内容(演绎/表达),会让演讲更成功。何谓"STAR"? S,当时的情况;T,当时的目标;A,当时的做法;R,当时的结果。按照"STAR"法则,我们能够条理清晰地设计好演讲内容。但是,如果只是像复读机一样背诵出来,就失去了演讲的意义。好的内容,好的作品,需要好的演员来展现,此时需要感性的演绎来打动评委和大众,让演讲活灵活现。那如何展现感性的演绎呢?"讲故事""有对话感",这是李程远老师常常说的。如何感性地说?其实感性情绪语言基础包括:吐纳,字正腔圆;含咬,音节拿捏;断连,句读停顿;抑扬,语调高低;轻重,语气把握;缓急,语速变化。在日常,做好站姿的练习:上挺下压,八字站姿,护手贴裤缝,手势开合有度。演讲要有演讲的样子,所谓输人不输阵。控场也有技巧,眼神要交流,像跟好朋友说话一样,分享故事,娓娓道来,把现场的观众和评委当作好朋友,放松心情。通过坚持不懈地练习,让自身的演讲更加精彩。

陈静薇护士长的中医学习之路

提起学中医,很多学员会说:"老师,中医太难学了"。中医真的难学吗？广东省中医院陈静薇护士长告诉我们："中医真的难学，但是学起来很有意思！"曾经，陈静薇护士长也是一说起中医就皱眉头。一次纯中医的治疗，治好患者的病痛，深深打动了陈护士长的心，让她下定决心，立志做中医人。枯燥的理论知识和理性内容很容易让人却步，但是陈静薇护士长通过多种感性的学习方法，让中医知识变得有趣，让自己成为中医的忠实粉丝。平时只要有时间，只要碰上中医名师授课，陈静薇护士长都会积极参加，感受中医学习氛围，看看别人是如何学习的，同时见识新的技法和理法。中医博大精深，传统的中医八项操作已经无法满足临床的需要。陈静薇护士长每周都会跟师出门诊，学习如何更好地辨症，对症下药，辨证施膳，辨证施护。同时，她报名参加中华中医专科护士培训班，并顺利毕业。在平常工作中，陈静薇护士长把中医知识贯穿于临床护理查房中，让患者获益，让护士获益。同时，陈静薇护士长运用中医思维，弘扬中医新技术，在每年中医特色疗法比赛中都斩获佳绩。

场效篇

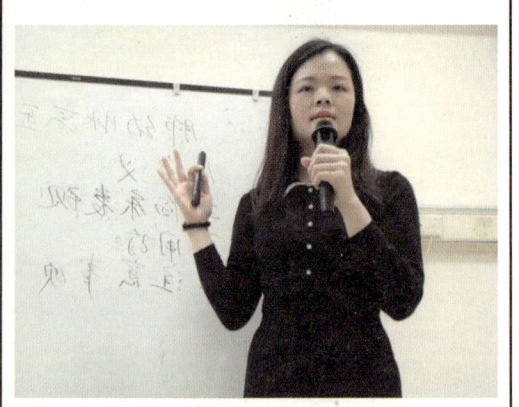
江秀梅老师授课

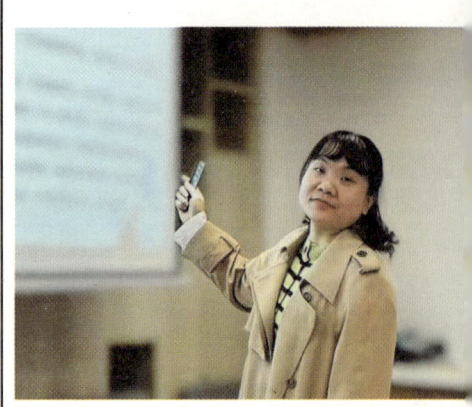
唐聪老师授课

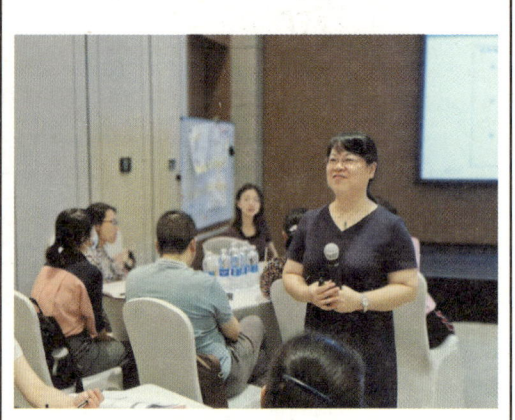
黄绮华老师授课

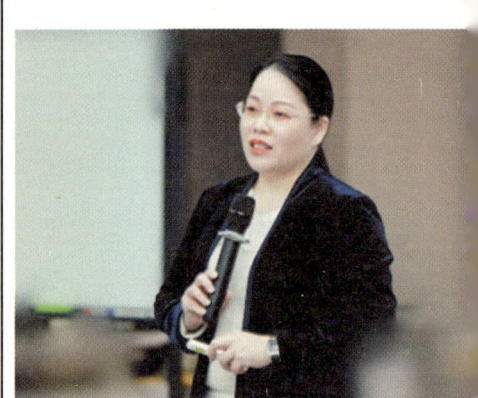
李秋娥老师授课

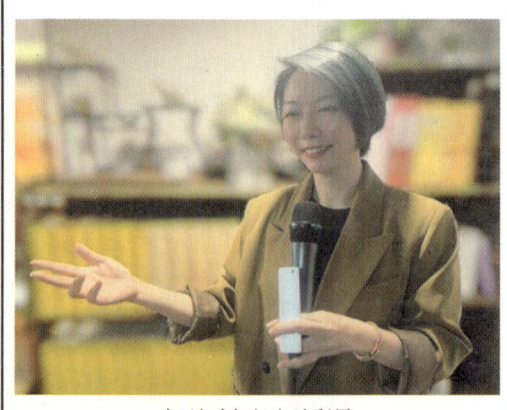
杨海敏老师授课

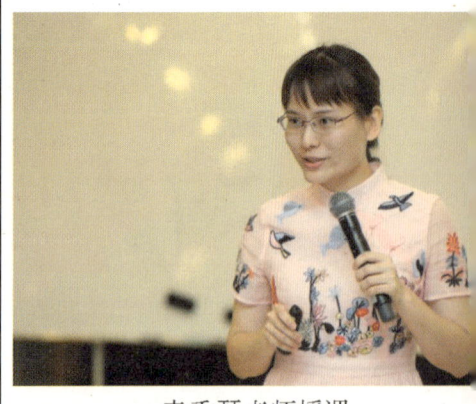
袁秀琴老师授课

第三十一章：自然而然　所得之效

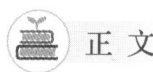

正　文

效呈①固以几道②，本③不以无为④而不为，是贯无为之朴⑤。欲以为私之亡，废其兴。以刍⑥习之得，行而现，效以善⑦，获之感⑧，效为真。固予⑨而之效呈，索道其反⑩。

注　解

①效呈：评估效果。

②几道：遵循道的规则。

③本：课程的初心。

④无为：没有现场的改进。

⑤朴：干净而无杂念。

⑥刍：指刚接触该领域的群体。

⑦善：可视化的数据改善。

⑧感：感恩。

⑨予：给予。

⑩反：达不到，反效果。

解　读

培训效果的评估也是要遵循培训的道。课程教学的初心并非只关注把内容表达完整,而是要现场就能看到可视化的成果。如果只关注自身课件如何制作,如何做好课程讲稿,一定会慢慢被市场抛弃。必须关注学员的现状和接受能力,调整课程的难易程度,目的是让大家现场掌握所学内容,并发自内心地认可培训师。因此,培训的效果评估以学员的现场的改变为导向。如果不按照这个规律,就达不到效果。

拓 展

可以从多个维度评价一场培训的质量。单从培训师的简介来评价培训质量,这种方式略显粗放。单从培训师的展示课件来评价培训的质量,这种方式略显片面。更好的评价的方式应该是以学员是否从培训中得到态度的转变、观念的进步、技能的提升。相对学校教学来说,进行成人培训有很多不同。成人学习目的相对明确,所学的内容对学员有什么样的帮助,能够给学员带来什么样的改变,他们就会给予多少注意力。培训师是整个培训的主导者,培训内容的选择、素材的把握度、对学员需求的了解程度等都会影响培训的效果。如果一个培训师只是讲其觉得好的内容,而忽略台下学员的需求本质,那么培训本身就变成了一场独角戏。

另外,台下的学员的反应也需要被注意到。低头不言昏昏欲睡是一种反应,眉头紧锁面带疑惑也是一种反应。培训进程需要根据培训中学员的具体反应来调整。让学员有切实的收获和改变便是评价培训效果的道。

语 录

学习任何知识的最佳途径是由自己去发现,因为这种发现的

理解最深,也最容易掌握其中的规律、性质和联系。——波莉亚

一个无任何特色的老师,他教育的学员不会有任何特色。——苏霍姆林斯基

教学要合一,有三个理由:第一,先生的责任不在教,而在教学,而在教学员学。第二,教的法子必须根据学的法子。第三,先生不但要拿他教的法子和学员学的法子联络,并须和他自己的学问联络起来。——陶行知

 例 说

在很多培训或者学习中,我们总是会强调某一个东西很重要,某一个意识很重要,如果培训师只是单向地输出内容的重要性,恐怕不会那么深刻地引起学员的认同感。在培训的时候,一定要知道一个前提,就是培训与学校教育之间的不同之处。在传统的学校教育中,老师具有天然的权威性,"教"与"学"之间的界限清晰明了。老师带领着学生了解了一个新的未知领域,通过讲解、论证这个观点、理念或者方法的重要性来达到教学的目的。在学校教育中也会有定期的考试,可以对学员的知识掌握程度进行评估。相对而言,成人的培训就不一样了。学员的基础知识储备等都不一样,对相同的内容,采用单向输出的模式进行教学不一定能够达到想要的培训目的。培训最终还是要通过真诚的分享给予,让学员收获到实在的东西才行。

 延伸阅读

根据学员现状设计课程

有一次,邓力护士在准备一个急救技能课程的科普培训,授课对象是普通群众。刚开始,他很紧张,关注的是怎样才能在开

场把话说好,怎样才能把PPT设计得更好,忽略了培训的核心是教会学员急救技能。他意识到这个问题后,很快调整了关注重点和授课心态,从学员角度出发,针对未受过专业训练的普通群众设计了实操性强、通俗易懂的急救技能课程。

诚然,在职业培训的过程中,真诚分享给予,让学员获得切实可行的改变,有时候会比华丽的PPT更加让人接受,更加难能可贵。

有"备"方可无患

一位学员找到邓力老师,说要在单位给其他同事讲一次课,希望邓力老师能给她一些讲课上的建议,于是就把她事先准备好的PPT发了过来。原来,这位学员要讲的内容是大家都很熟悉的。如果按照流程来讲,内容大家都比较熟悉,没有一点新鲜感,不能激发大家的兴趣。她因此感到困惑。

邓力老师跟她说,其实每一个老师都有自己的特点,在同一件事情上都有自己的经历,不能说别人都了解了就没有意思,可以从不同角度来进行演绎。她的课程内容是手术室新版指南中的无菌技术的解读。邓力老师建议她把一堂课程设计得有料、有趣、有味,花心思收集课程素材。在平时的工作中要有素材收集意识,随时、随地、随情、随景地关注到一个主题,进行相应的收集。在演绎方面,可以利用典型案例设计一些互动,在思想的碰撞中营造轻松氛围。后来,该学员用心准备,课程的效果也很不错。

对内容做充分准备,对课程设计做精心设计,从而将自己的所长发挥出来,并通过真诚的分享使学员有所得,这样才能让大家觉得时间花得有价值。

第三十二章：乐施于众　情理并茂

正文

乐①以乐，亦乐乎。正②以正，亦昏之。念③之以正。绎④行同乐。是固心⑤正，观明其致，神⑥化之寒。躯⑦之以提，行⑧而效之。律条⑨吕调，使得乐之。似雀蜂鸣，间行山水之乎。本道谓心眼⑩邪。

注解

①乐：感性的授课方式。

②正：理性的授课方式。

③念：概念、理念、论点、论据。

④绎：感性课程教学模式。

⑤心：场效意识。

⑥神：眼睛有神。

⑦躯：肢体语言。

⑧行：行为，这里指学员的现场状态。

⑨条：调音，调子。

⑩心眼：用心感知，用眼观察。

解 读

　　如果在课堂当中,过度关注授课的形式与学员的快乐,容易致使课堂变成综艺节目。但如果完全是干巴巴地讲,再好的内容也容易使学员在课堂中昏睡。课程的理念是培训师的世界观、理论系统、理念系统,必须是正直、正向的,这样方可在教学中警示人生、启迪智慧。培训师在教学中需要根据现场情况来选择适当的课程演绎方式,使学员能轻松掌握所学内容。培训师在授课的时候必须有"以现场反应为依据"的教学意识,时刻观察、感知学员对于所学内容是否明白,眼神时刻在与学员对视,在互动中化解他们的疑惑。培训师要更好地掌控课堂气氛与效果,身形要保持上挺并且微微向前,就像有根绳子在往上扯的感觉。培训师能如此,便能取得预定的授课效果。另外,在说话音调方面,培训师遵循中国古乐五声音阶和汉语拼音的四个声调,这样听起来方有乐趣,不会枯燥无味。培训师在课堂中把控好音律节奏,使声音能像雀歌蜂鸣悠扬起伏,又像潺潺流水山间荡漾。这就是师道里的用心感知,用眼观察。

 拓 展

　　培训师作为课程与课堂的主导者,必须营造课堂的氛围,并且发挥主导作用。除了自身的演绎外,还需要学员一起融入课堂氛围中。

　　课程内容一般可以分为感性的和理性的。那些理论、概念、归纳、总结等归属于理性的,而案例、音视频、图片、故事、课堂体验等方式归属于感性的。如果一堂课只有理性的内容,又会让人感觉枯燥乏味;如果都是一些感性的内容,又会让人觉得就像是一场综艺，热闹是热闹，但热闹之后收获的内容甚少。

一堂课程的理性与感性搭配，建议理性表达占30%左右的时间，而感性演绎占70%左右的时间。合理的感性与理性搭配，能让学员在掌握知识的过程中不疲惫，在课后能记得住并且做得到。

对培训师来说，理性表达感性演绎和感性演绎理性升华尤为重要。

语 录

故近朱者赤，近墨者黑；声和则响清，形正则影直。——《太子少傅箴》

蓬生麻中，不扶而直；白沙在涅，与之俱黑——《荀子·解蔽》

在压抑的思想环境下，禁锢的课堂氛围中是不可能产生创造性火花的。——约翰·密尔

让哲学从哲学家的课堂上和书本里解放出来，变为群众手里的尖锐武器。——毛泽东

例 说

可以把一堂培训课程比作蒸一锅米饭。蒸米饭的材料无非就是米和水。米相当于课程中理性的内容，而水则是课堂中演绎的形式。如果米和水一样多甚至米比水还多，自然会成一锅"夹生饭"；但如果水太多，就变成了稀饭。因此，在蒸米饭时，水的比例会适当比米多一些。同样，在课堂中，感性演绎的时间占比也会比理性表达的时间更多一些。

然而，内容演绎到底怎样才能叫作精彩？课程的氛围、学习

过程中学员是否轻松愉悦应该是评价指标之一。但不能为了让学员快乐而一味迁就,课堂的主导者应该在内容演绎上把握自己的节奏,让课程做到"张弛有度,情理并茂,融会贯通"。不采用空洞的教学方式,运用平实的语言,通过正向引导,用一份真心、真诚、真实对待课堂,对待学员,也必然获得学员的认可。

延伸阅读

邓力老师课堂氛围把控

有一次邓力老师进行急救技能的培训,课程内容主要分为两个方面:一是包括胸外心肺复苏术和气道异物梗阻的急救法在内的紧急情况的急救,二是生活中常见的如烧伤烫伤等情况的现场处理。

对这个课程,如果只是对着准备好的PPT进行一些详细的讲解,学员很容易分散注意力。所以在开始的时候,邓力老师需要在开场就对日常急救技能的重要性与在场学员建立共识,为此他讲了一个老年男性晕倒在医院门口因得到路人和医务人员的及时救治化危为安的案例。

讲完这个例子后,邓力老师问大家这个案例中有哪些关键环节。一些学员发表了自己的看法,不同的思想在交流,气氛变得活跃起来,并由此引出邓力老师要讲的要点。

通过互动让学员知道今天的课程跟其工作有什么联系,让大家知道急救技能学习能够解决什么问题。这种以触动学员思考的内容演绎能够更好地让课堂氛围变得活跃起来。在活跃的气氛中,老师讲清楚,学员听明白,课后记得住,实践做得到。

当然,急救的案例有成功的,也有失败的。如果一味地讲故事、说案例,可能会让培训变得轻松活跃,但是从学员收获的角度来说其实是不合适的。像心肺复苏术的操作培训，不去实践、练习，就没有那么深刻的感受，所以要准备心肺复苏模型，让学员们自己尝试着去做一次心肺复苏练习。

未曾经历，不成经验；有了体验，有了碰撞，自然收获也不一样。培训师应用心观察学员的反应与变化，以更好地把握学员情绪与课堂氛围。

原来可以这样学

面对同一课程，培训师对待课程的态度也决定了上课的效果。有一位讲办公软件操作的培训师，具有很强的表达能力。有一次，他负责给一家公司进行办公软件操作技术的培训。这种一人一台电脑的课程，你教一步我做一步的形式还是比较普遍，但是比较无聊。该培训师观察到参与培训的年轻人多一些，在与学员互动的时候，主动与学员聊到一些时下年轻人喜欢的游戏，以此作为突破口，从游戏中的角色审美谈到PPT的审美，进而过渡到PPT的颜色搭配等注意事项，然后指引大家如何解决。在解决完几个问题的时候，他又会停下来与大家互动。在整个培训过程中，学员们既学到了技能，又不会觉得很枯燥。在最后的评价上也能够看得出来，他的课程很受大家的喜欢。

第三十三章：套以之实　余音绕梁

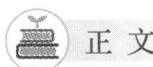 正 文

念①而无惑，施之以刑②，毋矣。惑顺于解，解于心③，实④而之效，行实以念何弃⑤邪乎。加⑥以之施，避⑦术器之遗⑧，经律成诀⑨，何忘遗乎⑩。

 注 解

①念：培训课程中的知识。

②刑：强制性的措施。

③解于心：内心明白：

④实：实际工作当中。

⑤弃：遗忘。

⑥加：如果，真的。

⑦避：不会发生，避免。

⑧遗：未能掌握。

⑨经律成诀：不同规则组成的话语。

⑩何忘遗乎：怎么会忘记。

解 读

如果学员对所学知识未能理解掌握，组织方使用强制考核措

施来敦促学习，不会达到良好的学习效果。要达成学习效果，需要学员真正理解所学知识，明白其中规则，在实战中自然而然地用到，并且在应用实战中不要为了用而去用，要以结果为导向去使用。在所学知识应用在实战的过程中，自然要用到所学工具与方法，不会遗忘。将这些技术总结成口诀，就更加熟记于心了。

 拓 展

没有不适合学习的人，只有不适合的学习方法，就像德鲁克的"目标管理和命名思考法"，斯蒂芬金的"外界屏蔽法"，村上春树的"体能强化法"，等等，只有合适的，才是最好的。

如果说勤是学海之舟，那么学习方法便是这舟上的帆，它可帮我们更快、更好地到达学习的彼岸。介绍各种学习方法的书不少，各有可取之处。但值得一提的是，方法并非固定的，它因人因目标而不同。

一个人学习方法的确定，有赖于其在某一阶段的学习状况、学习对象、时间安排及个人的学习能力等。就学习方法而言，首先要抓牢基础。必须抓住课本中各知识点的内在联系，抓住各知识点的本质，从根本上理解与掌握。只有这样，才能够用时得心应手，游刃有余。然后是注意培养能力。

学习不能单纯地局限于书本知识的记忆，而应通过练习以加强实操技能，在临床上发挥出最好的水平，来提高自己的能力，从根本上解决问题。

我们不是为了应付考试而学习，组织方也不是为了机械化的考核而考核。只有发自内心的疑问和思考，所学的知识才是真正属于自己的。

语录

学习不等于是在模仿某些东西,而是掌握技巧和方法。——高尔基

读书是易事,思索是难事,但两者缺一,便全无用处。——富兰克林

读书之法,在循序而渐进,熟读而精思。——朱熹

 例说

某位中医经络学老师在给学员上课时会要求他们不能开小差,原因是中医经络走向复杂,穴位众多,很难记住。老师说:"我教你们一个记忆的方法,运用口诀熟悉十二经络的名称,我再跟你们解释为什么要这么称呼。"老师随后在 PPT 上打出了一个思维导图,将经脉、腧穴的知识从核心词开始向外分支,围绕这个中心以图文并茂的方式发散性地展开,突出了思维内容的重点和层级关联。为了更好地给学员们留下印象和区分重点,会用到多种颜色、图像等。运用思维导图将需要记忆的内容进行整合,联系之前所学到的相关旧知识,发挥自身的联想能力,将零碎的知识纳入思考中心,最终形成一个完整的记忆体系。

在学习经络的过程中,这位老师运用了合理的教学工具,保证学员们有足够的学习兴趣,更加有效地利用了课堂的时间。

 延伸阅读

叶淑华老师探究本源的分化

在 2010 年创科之初,由于缺乏经验,病人接连不断地提出意见,作为广东省中医院每个季度患者满意度都在倒数五名以内

的芳村医院乳腺科,成了重点服务帮扶对象。为此,叶淑华老师在实际工作中注意观察,发现来住院的患者所患疾病可以分成三类:一是乳腺癌,二是乳腺良性肿瘤,三是乳腺炎。经过分管服务的院领导、学术带头人、大科主任及院内专家几次座谈会研究讨论,最终决定将科室的主攻病种定为乳腺炎。

叶淑华老师常常告诫身边的医护人员:"面对病人,在我们做决定之前,首先要学会换位思考:假如这是我的家人,我希望医生怎么做?要真诚地、全心全意地体会和考虑患者及其家属的诉求,将病人视为亲人,才能赢得患者的信任!"

经过教育引导,医护人员开始学会关注患者的需求,主动与患者进行深度沟通,耐心细致地告诉她们所患疾病的特点是什么,目前治疗的方法有哪些,需要治疗的时间大概多长,西医院会有哪些治疗,手术治疗的利与弊,以及中医药治疗的优势。科室成员还利用业余时间策划、拍摄了几个短视频,将常见的乳腺疾病病因与症状、治疗方法、疾病转归过程进行介绍,在患者入院的当天就播放给患者观看,帮助患者及时了解病情,第一时间消除其顾虑和心理负担。

经过努力,乳腺科成为当年进步最大的科室。目前,科室有一半以上的住院患者都是从外地慕名而来。

第三十四章：惑而之解　习以为常

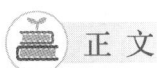

正文

学①不以然，则险②至。无厌③使其行④，君子不厌。是以造玄牝⑤，自知贵爱而生，物果⑥所格⑦。

注解

①学：学员学习的目的与状态。

②险：风险，文中指效果落地实行的成果未能达到预期的风险。

③厌：厌烦，厌倦。

④行：主观意识的行为。

⑤玄牝：玄，博大精深的奥妙；牝，万物生长的出生地。

⑥物果：看得见的成果。

⑦格：格局境界。

解读

如果学员对于学习不以为然，就不能达到良好的学习效果，培训就有失败的风险。课堂中，培训师需要创造快乐的学习过程，使学员在学习过程中不会感到厌烦，并重视学习。只有学员有不厌烦和重视学习的态度，才会对课程内容产生积极的主观行为，并在实战中应用所学知识。所以一定要打造学员学习后的孵化平台，让学员在呈现自我价值中热爱学习，这才能把无形的教学变成有形的成果，达到一种至高的状态。

 拓 展

良好的态度在学习过程中有举足轻重的作用。学习对我们来说是必不可少的。学习并非一日之功，必须经过长期努力才能进步。摒弃杂念，全身心投入，才能提高学习效率以达事半功倍的效果，在理想的道路上越走越顺利。

改变学习态度，要将过去被动的学习改为主动的学习。所谓主动学习，就是在没有任何人的布置安排下，自己主动通过各种途径来认识、理解或驾驭一个未知的新事物或新知识。随着知识学习的不断积累，能力将会不断得以提高。

学员拥有了正确的学习态度后，就要为学员提供一个优质的展示平台，让学员在这个平台上展示出自己的学习成果和自己的优点，经过培训师的点评和一系列的指导，达到学习效果的最大化，从而使学员在学习上乐此不疲。

 语 录

业精于勤，荒于嬉；行成于思，毁于随。——韩愈

书读得越多而不加思索，你就会觉得你知道得很多；而当你读书而思考得越多的时候，你就会越清楚地看到，你知道得很少。——伏尔泰

 例 说

现在很多家长忙于工作，没有精力与孩子交流沟通，唯一

的交流就是问考试成绩，一听说成绩不理想，就是一顿打骂。长期这样，孩子就很少对父母讲实话，有了厌学的情绪，进而上课注意力不集中，做小动作，思想常开小差，写字潦草。班主任如果发现孩子的情绪变化，就会努力寻找孩子身上的闪光点，想办法重新激发起孩子的学习动力和学习热情，培养其积极向上的精神；每天询问孩子的课业进程和生活情况，给他讲解当天没有弄懂的知识；通过鼓励孩子参加各种比赛来激发孩子对学习的兴趣，吸引孩子主动参与到课堂之中。慢慢地，孩子变得自信起来，也会主动和老师探讨问题，进而走出家庭的阴影。

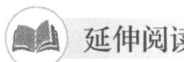 延伸阅读

从拒绝到投入

小张护士刚接触青年文明号工作时，认为这就是做一些烦琐的事情，没有任何意义，本能地抗拒，总喜欢用不知道、不会、不懂等各种理由、借口来躲避这项工作。

有一天，小张护士收到一封同龄患者的感谢信，信中说道："虽然你话不多，但会想各种办法为患者解决困难，谢谢你。"护士长也鼓励小张，说这就是青年文明号工作的意义。发挥青年人的才能，为患者创造更优质的服务，最终会为能够帮助到别人而感到幸福。

小张从那时开始认真了解青年文明号，利用业余时间参加培训，积极与院内其他科室交流青年文明号的创建和组织工作，发挥青年人的主观能动性，积极开展服务改善，提高病人满意度。

从拒绝到认同,从认同再到投入,这个转变的过程给我们启发:当你真正理解工作的价值和意义,你便会认同和投入,会义无反顾地保持一种热爱。

第三十五章：视而有为　知本道善

正文

敢①于君子学则妄②，敢于君子成③则活④。两者而于心，孰知善恶。行⑤于乐，知⑥于行，得⑦于果⑧，果乃师者本。依道行，疏⑨不失。

注解

①敢：只为了，仅仅关注。
②妄：失去作用，没有意义。
③成：成果成就。
④活：形成教学的运作规律。
⑤行：授课的技巧与方式。
⑥知：学员对于内容的认知与吸收。
⑦得：最终的方向、结果。
⑧果：与目标的匹配结合。
⑨疏：宽疏。

解读

培训师只为了讲课而讲课，仅仅关注课件的制作和话语的调整，就会失去培训的意义与作用。培训师更要关注的是学员在接受培训后是否能有所改变,能运用所学知识而成于事。对于两个不同的关注点,培训师要明白其对整个培训效果的影响,并做好把控。

在教学的过程中,培训师扎实的授课技巧能活跃课堂气氛,让学员在快乐的环境中学习。学员在学习过程中所掌握的知识,要有助于学员自身在实践中的执行,改变现状。只有学员有所改变,才能体现培训的成果,才能体现培训师的价值。培训师能做到这样,就算在过程中有所疏漏,也能产生好的效果。

拓 展

专业的知识从来不是固定不变的,而是从原有知识经验中"生长"出来的。当今世界的人类文明之所以能有今日的成果,就是从千百年来无数的经验中积累而得出,这些宝贵的经验也逐渐转化成一本本"标准化"的专业教科书。

当代学生知识获取途径增多,思维发散,易接受新事物,不再局限于被动地接受教科书上的知识,更希望知识跃出书本,生动形象地与实际相结合,迅速转化成为自身可操作的技能。但是,教科书上专业知识的精、专、难,不仅让初入临床的学员茫然无措,也让培训师们苦恼于如何让学员快速将理论与实践相结合,迅速地成为独当一面的业务骨干。

这就要求培训师也要顺应时代,不再局限于填鸭式教学,仅把枯燥乏味的知识传输给学员。在面对突发状况时,需要的是在扎实的理论基础上延伸而出的熟练技能。

熟练的技能又离不开扎实的理论基础,培训师应该做的,就是在教学过程中结合自身扎实的理论基础,运用恰当的授课技巧,让学员在轻松愉悦的学习环境中产生强烈的自主学习欲望,

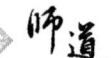

将老师所传授的知识与技能充分理解、消化,从而提升自身知识储备及技能。

看重教学结果的教学设计才能让培训师立足于教学本身,将自身的知识与技能有效传授,让学员学以致用、知行合一,从而达到促使职业生涯道路健康发展的最终目的。

 语 录

活的人才教育不是灌输知识,而是将开发文化宝库的钥匙,尽我们知道的教给学员。——陶行知

教员不是拿所得的结果教人,最要紧的是拿怎样得着结果的方法教人。——梁启超

能培养独创性和唤起对知识愉悦的,是教师的最高本领。——爱因斯坦

 例 说

校园、医院或一些单位的成人培训,对于理论课程,培训师往往更关注如何把准备好的内容进行表述,这样容易出现培训师在讲台上对着大段文字的PPT照本宣科。根据艾宾浩斯记忆曲线研究,在如此氛围下,学员会在5分钟、30分钟、1小时这些时间段里遗忘所学的知识与技能,两周后所记得内容可能仅剩10%,更别说在实践中应用了。不能说老师没有传道受业的本心,学员没有求知好学的热忱,只是他们没有老师多年实践的经验,无法将书本的文字具象化。因此,在授课过程中,老师可以用真实案例调动学员的积极性,引出理论知识,并通过操作技能的演示,将理论知识点串联起来,再通过技能实操强化学员对知识点的记忆。这样的教学才称得上是有效的"教"与"学"。

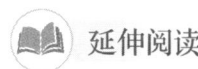
延伸阅读

理论课也可以很有趣

一堂针对新入职护士的基础解剖与生理课,到场的学生大多选择教室后排的位置。见此情形,授课老师意味深长地笑了笑,说:"我年纪大了,有点老花,眼前的看不太清,反而后面看得特清楚,所以一般我上课,就喜欢提问后三排。"这句话让所有因为午间赶课而昏昏欲睡的同学瞬间清醒,坐到教室前排。

课程一开始老师就跟大家分享了自己因为熟知解剖而做到插胃管百发百中的诀窍,引起学员兴趣的同时,也点明了学好基础理论的必要性。

在整个课程中,老师用诙谐幽默的语言从外到内讲述了鼻部的解剖与生理,仿佛不是讲课,而是像一个导游带领着大家参观人体的奥秘。与这样有趣的老师一同在书海中畅游,还有谁学不会游泳呢?

小梅的临床考核

最能锻炼护理实习生抢救能力的非急诊科莫属。实习生新入科时最关心的问题必定包含出科操作考核。急诊最后的操作考核至今让小梅牢牢记住。在考核的一开始,小梅以为就像其他科室,只需要按部就班将操作完美做完就好,可那天的安妮模型却经历了车祸后从心脏骤停到因呕吐物而窒息,再到伤口突发大出血、抢救过程中药物过敏性休克等一系列突发状况。小梅在考核期间大脑一直连轴转,没有任何喘息的机会。最终,监考老师说:"患者初步抢救成功,送 ICU 进一步治疗。"考核结束后,老师一项一项手把手地纠正了大家在抢救过程中的不足,并给小梅系统地讲解了支撑每个操作的理论知识点。课后小梅问老师为什么要这么考操作时,老师说道:"因为这就是真正的临床。"

不得不说,这样直面临床的操作考核与教学设计,让学员在模拟抢救的过程中,真正意识到了自己的不足,加深了对理论及操作知识的掌握,不愧为一堂真正的临床操作授课。

第三十六章：已知求惑　依反为论

正文

岁月戊戎①，知其然②。无则思孰③，知其晓。行④而弥惑⑤，知而弥少。是以君子得⑥以晓，圣人实⑦以知之。

注解

①戊戎：经历。
②然：结果。
③思孰：思考，测试。
④行：行为，方式。
⑤惑：复杂，烦琐。
⑥得：实时掌握
⑦实：实时。

解读

不用经过长时间的观察，就能够知道培训的效果。不用刻意去考试测评，就知道学员是否掌握。把精力放在过多花哨的测评方式，反而失去对学员掌握知识多少的知晓。培训师在授课时，通过对学员的观察与判断，可以知晓培训效果。

拓 展

我们知道，知识的力量是无穷的。随着时间的推移，培训师积累了丰富知识和经验。在教书育人上，他们不用花费很长时间就可以判断对方是否真正明白其中的知识点或者道理。培训师对某事阅历多了，自能造诣精深。

作为一名传道授业解惑的老师，自己积累丰富的知识和技能还不够，还要积极考虑学员的需求，从学员的角度出发，寻找一个让学员能够掌握知识和技能的方法，实时调整自己的教学理念，引导学员们去探索、求知，做到因材施教、因人而育。

治病救人，亦是如此。面对不同的患者，医生不仅依赖诊疗指南、操作规范等标准，还要做好望闻问切等工作，引导患者说出自己的病痛、不安，再制订具体的治疗方案，真正做到为患者治愈身体上和心理上的病痛。

语 录

今之医者，唯知疗人之疾而不知疗人之心。——《医述·治法》

人之所病，病疾多；而医之所病，病道少。——《史记·扁鹊仓公列传》

省病诊疾，至意深心，详察形候，纤毫勿失。——《备急千金要方·大医精诚》

望闻问切宜详，补泻寒温宜辨，当思人命至重，冥报难逃，一旦差讹，永劫莫忏。——《医宗必读·行方智圆心小胆大论》

好的先生不是教书，不是教学员，乃是教学员学。——陶行知

教师之为教，不在全盘授予，而在相机诱导。——叶圣陶

培养教育人和种花木一样，首先要认识花木的特点，区别不同情况给以施肥、浇水和培养教育，这叫"因材施教"——陶行知

在日常生活中，开口说话是一件再自然不过的事情，不需要经过思考。但在教书育人上，培训师需要斟酌自己沟通的方式和态度，尽可能多地去引导学员。授课过程中并非把所有知识直接灌输，不管学员最终有没有真正地消化吸收。就像临床医生，也并非想当然地认为患者的病痛就是表面呈现的那样，然后就按照统一的诊疗方案去治疗每一个患者。培训师要善于运用自己的所学去观察、引导、帮助需要帮忙的人。

 延伸阅读

治病救人，亦教书育人

赵德育是南京医科大学儿科学院教授、南京医科大学附属儿童医院呼吸科主任医师。她治病救人，也教书育人。我们知道，在医生与患者的互动中，问诊是很重要的一环。但在儿科，小孩子的沟通能力有限，很难用语言准确地表达病情。面对这样的难题，赵德育教授认为，做到三点，便能够成为一名优秀的儿科医生。

做好儿科医生的第一件"法宝"，是爱心。

"只有把小朋友当成自己家的孩子去呵护，才能让他们得到最好的治疗。""在医院，我们常常需要做很多检查。而对于小朋友，我们是能不做的检查就不做，以免让他们辛苦。但必须要

检查的时候,就要毫不犹豫地做,免得耽误病情。"儿童用药方式也与成人不同,赵德育教授形象地将其称为"斤斤计较":"孩子的身体很娇贵,所以我们要把每个要素都算进去,确定孩子要用多少克的药物。"这个过程,如果没有足够的爱心,是很难做到的。

做好儿科医生的第二件"法宝",是信心。

"孩子不会用语言告诉你哪里不舒服,但一定会真实地表现出他们不舒服的地方。"多年的经验,让赵德育对孩子病情的判断特别敏锐。当遇上两眼无神、处于嗜睡状态的孩子时,赵德育会首先考虑是不是脑膜炎;当患儿哭闹不安、肚子鼓胀,一碰就吐时,赵德育就会向阑尾炎、肠套叠等方向进行思考。"所以我们有时说,儿科医生是个'相面医生'。你得有信心看出他哪不舒服,然后给出相应的方案。"

一个好的儿科医生,需要具备扎实的基本功。"如果没有扎实的基本功,到临床上是看不懂病人的病情的。什么叫胸有成竹?心里有竹子,才能把竹子画出来。做儿科也是如此,如果不了解儿科的基本常识、基本疾病、基本规范、基本操作,是不可能做一个好的儿科医生的。"

做好儿科医生的第三件"法宝",是初心。

赵德育教授回顾自己从事儿科的这三十年,不禁感慨万千。在她看来,这三十年来,有些东西变了,有些东西没变:变了的是日新月异的技术,不变的是关爱患儿的初心。

生命健康叙事中心,让患者重拾信心

2021年3月10日上午,在生命健康叙事分享中心创始人、南方医科大学杨晓霖教授的支持下,由深圳市龙岗区护理质量控制与临床教育中心、龙岗中心医院联合共建的龙岗区生命健康叙事分享中心正式成立，医院护理支部书记陶艳玲同志任项目负责人。

陶书记说，叙事作为一种新型心理疗愈技术，通过引导患者说出自己的故事，再结合医护人员参与和重构患者故事的互动过程，有效帮助患者明确需求，寻找资源，整合自我，抚慰患者因病引发的心灵之痛。与此同时，改善患者就医感受，丰富患者对生死/疾苦的理解和认知，让患者重拾信心，助力患者早日康复。

第三十七章：话语致知　意呈于心

正　文

言①以成规②，话③利众人不遗④，处众人⑤之所同⑥，几于道舍⑦。经诀成话，韵律为语。上⑧善心⑨，达善言⑩。

注　解

①言：培训师所讲课程的核心内容。
②规：可记忆的规律。
③话：形成规矩后的话语。
④遗：遗忘。
⑤处众人：让所有人。
⑥同：观点、意识上的相同。
⑦几于道舍：遵循师道的规则进行给予。
⑧上：最高的状态，最好的状态。
⑨心：记忆在内心。
⑩言：课程里所形成的话语。

解　读

培训师根据教学中课程的内容制定话语规范，这有利于学员的记忆，并且不容易遗忘。有了这样的规范，能让学员对教学内容接纳的同时也能朗朗上口地复述,这就是培训的规则。话语规范可以用口诀韵律的方式进行编制,用最好的方式方法使学员熟记于心,潜意识也形成行为规范的言语。

 拓 展

话语体系是思想理论体系和知识体系的外在表达形式。口头表达的话语和文字表达的话语,都是表达一定思想、观念、情感、理论、知识、文化等的字词、句式、信息载体或符号,也就是说,思想等是内容、本质,话语则是形式、表现。话语体系是思想理论体系和知识体系的外在表达形式,受思想理论体系和知识体系制约的,有什么样的思想理论体系和知识体系,就有什么样的话语体系。

在话语系统的建设里,首先针对的人群就是组织内部人群。企业、单位、科室等,都可以是一个组织。护理行业就有"三查七对"一说,这也是一种话语组织。只有把课程思想、核心形成话语,使人朗朗上口,才能真正起到潜移默化的改变作用。

 语 录

富与贵,是人知所欲也,不以其道得之,不处也;贫与贱,是人之所恶也,不以其道得之,不去也。——《论语·里仁》

明师是以会道,会道是以君心。会道者,一线藕丝牵大象。——刘子熙

 例 说

培训师的话语体系所体现出来的巨大价值在于其在思维视野、授课理念、规则设置和实践方法等方面都给人一种全新的诠

释和一种理性认识的质的飞跃。

比如党的十七大主题的重要内容之一是继续解放思想和推动科学发展。解放思想是发展中国特色社会主义的一大法宝,是党的思想路线的本质要求,是在马克思主义指导下研究新情况、解决新问题、开拓新局面的强大思想武器。推动科学发展,就是要深入贯彻落实科学发展观,努力实现以人为本、全面协调的可持续发展,实现各方面事业有机统一、社会成员团结和睦的和谐发展,实现既通过维护世界和平发展自己,又通过自身发展维护世界的和平发展。

解放思想只有放在科学发展的话语体系中进行准确把握,才能彰显出它强大的思想武器的力量,才能更好地推动科学发展。

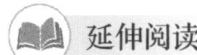
延伸阅读

三大纪律八项注意的形成

1927年9月,毛泽东发动和领导湘赣边界秋收起义,要求部队官兵对待人民群众说话和气,买卖公平,不拉夫,不打人,不骂人。同年10月,在江西省遂川县荆竹山动员部队向井冈山进发时,规定了三项纪律:行动听指挥,不拿老百姓一个红薯,打土豪要归公。

1928年1月,部队进驻遂川县城,分散到县城周围农村发动群众时,提出了六项注意:上门板,捆铺草,说话和气,买卖公平,借东西要还,损坏东西要赔。同年3月底,部队到达湖南省桂东县沙田村。4月初,向全体官兵正式宣布三大纪律六项注意,将"不拿老百姓一个红薯"改为"不拿工人农民一点东西"。

1929年1月,根据形势的发展和部队的实践经验,"六项注意"中又增加了两项：洗澡要避女人，不搜俘虏的腰包，形成了最初的"三大纪律八项注意"。

工农红军的步伐一路向前，走过大江南北，对纪律的要求也在不断丰富发展。

三大纪律中，"行动听指挥"改为"一切行动听指挥"，"不拿工人农民一点东西"改为"不拿群众一针一线"，"打土豪要归公"改为"筹款要归公"，后又改为"一切缴获要归公"。

随着作战环境的变化，原先在南方宿营时要用"门板"和"稻草"铺地睡觉的情况，在红军主力长征转移到北方以后不再有了。这两项内容因与革命斗争的需要不相适应，在抗日战争时期也就不再出现。"八项注意"的内容相应地补充完善为：说话和气，买卖公平，借东西要还，损坏东西要赔，不打人骂人，不损坏庄稼，不调戏妇女，不虐待俘虏。

1935年10月，红15军团政治部秘书长程坦在给官兵讲解布告时想到，如果把"三大纪律八项注意"这些军纪条文编成朗朗上口、通俗易懂的歌词，更便于红军官兵牢记。于是，他与宣传科科长刘华清商量，借用鄂豫皖苏区流行的歌曲《土地革命已经成功了》的韵律，完成了《红色军人三大纪律八项注意歌》。由于歌词易记、旋律简单，这支嘹亮的军歌很快在部队中传唱开来。战士们在一次又一次的歌唱中重温纪律要求，人民军队的好作风也随着清脆的歌声传播出去。

第三十八章：板散方圆　行而可视

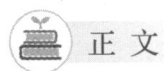
正　文

薄①治稀②行，使有利器③而不用，使君④有所视⑤而不远行，持轮舆⑥无所乘，知愠亡⑦而无所迁，复行石器用之。至治几乾⑧，获利⑨以坤⑩。格物⑪之学，用之准绳⑫，行⑬而以见。

注　解

①薄：越来越小。

②稀：越来越少。

③利器：有利的器具、工具。

④君：企业决策层、管理层、老板。

⑤视：重视，关注。

⑥轮舆：古人指带轮子的大箱子，俗称"车"。

⑦知愠亡：知道会慢慢消亡。

⑧至治几乾：组织治理要有循环劲健的规律。

⑨利：利器，利剑，文中指有效的方法、技巧、工具。

⑩坤：形成规矩。

⑪格物：大格局。

⑫准绳：标准的界定。

⑬行：行为与效果。

解读

对于效果管理管控力度越来越小,培训落地效果就越来越差。就像拥有有利的器具而不用,导致企业老板很重视的事情的落地效果甚微。出行有车子,但偏偏不坐,明知道这样下去会事倍功半,但也不去改变。没有做到培训的落地管理,就像人们回归到石器时代的状态。培训落地管理要形成规律循环,并且用所学知识执行到位。只有坚持大格局的学习方向,并且制定落地标准与规则,效果才能显著。

拓展

无论培训师进行了多么完善或有意思的培训规划,只有最终成果落地,才有可能带来转化效果。

"方法工具是保障培训落地的先决条件"。讲了半天课,没有给学员留下方法工具,学员回到工作岗位还是要靠"悟"。方法工具就是能够解决问题的,立竿见影的。基于工作中的挑战,开发出图形、框架、表格、模板、步骤等可以让学员带回到工作岗位的方法工具,是培训要落地的核心工作,也是评价一个培训师是否合格的标准之一。

近年来,课程开发和内部培训师培养非常受企业重视,主要还是因为内部培训师能够根据自己多年的工作经验提炼出实战性的方法技巧,如果能够在课程开发导师的引导下,萃取为标准化的方法工具,用来指导学员在培训中演练,对于培训后的转化非常关键。

语录

不以规矩,不能成方圆。——《韩非子》

天下之事,不难以立法,而难以法之必行;不难于听言,而难于言之必效。——张居正

 例说

有很多的培训课程:某人令人心动的演讲,某教授侃侃而谈,某讲师心潮澎湃……每位讲师的风格不同,所产生的效果也不相同。

培训一定要可以落地的,培训也一定能解决一些问题。咨询式的训练可以做到让培训落地,而且在培训中能联系客户实际的产品与服务,为客户提供独一无二解决问题的工具与方案。

比如说房地产公司进行销售技巧训练,许多业务人员都要打电话去找客户(或者客户打电话过来询问),都要讲到公司的亮点与卖点。培训师就要适时地总结这家房地产公司的卖点与亮点,并将它标准化,让每个业务员都清楚地知道,以后沟通时就"傻瓜化"地操作。标准化便于培训成果进行复制和传承,从而帮助解决问题,让培训落地。

延伸阅读

华为新员工培训:让"学生"快速蜕变成狼性"铁军"

为了让"学生"蜕变,并快速融入"狼群",华为公司新员工入职培训分为三个阶段:入职前的引导培训,入职时的集中培训,在岗实践培训。

实践培训是三个阶段的重点。

这三个阶段的流程大约需要 3 个月的时间。通过打造系统的入职培训、岗前培训和在岗培训平台，成功解决新人的融入问题。

第一个阶段：入职前的引导培训。华为每年将拟录用的校招的学生提前分配到各个业务部门，在毕业生进入华为公司之前，华为会提前给每个人指定一名导师。

华为要求员工导师一个月必须给他们打一次电话，进行沟通，了解他们的个人情况、精神状态、毕业论文的进展、毕业离校安排等，有效地管控大学生还未入职所带来的风险。

如果其中有进入华为企业意向比较强烈的同学，导师会给他们安排一些任务及岗位知识学习等，做好走向工作岗位的准备。

第二个阶段：入职时的集中培训。这个阶段 5～7 天，地点在深圳总部培训。白天跑步、上课，晚上开辩论会，还有演节目、写论文等很多内容。培训内容比较聚焦，主要是围绕企业文化展开，讲清楚为什么公司会出台相应的政策和制度，它反映出的文化、价值观是什么。另外，华为的新员工在此阶段还要做三件事。

第一，要学习一篇文章和一本书：华为总裁任正非写的《致新员工信》，以及任正非推荐的《把信送给加西亚》。

第二，看电影《那山，那狗，那人》。该影片倡导的敬业精神正是华为追求的价值观，非常感人。可见华为对通信的感情之深，也可看出任正非当时挑选这部影片的良苦用心。

第三，要求大家看三本书，分别为《黄沙百战穿金甲》《下一个倒下的会不会是华为》和《枪林弹雨中成长》，并写读后感。

第三个阶段：在岗实践培训。不同岗位的新员工，他们的培训内容和方式是有很大差别的。比如对于技术类员工，公司会先带他们参观生产线，了解生产线上组装的机器，让他们看到实实在在的产品和生产流程；对于研发类员工，在上岗前，公司会安排他们做很多模拟项目，以便他们快速掌握一门工具或工作流程。

许多企业错误地认为新员工不需要进行专门的入职培训，直接安排到工作岗位上，边工作边学习就行了；有的企业就算做了入职培训，往往把它当作新员工到岗的一个简单"行政步骤"，草草而过，不求效果。

这样做的结果很可能就导致新员工无法融入团队，无法适应新的工作环境，无法认同企业的产品甚至是企业文化，直接导致企业难以留下新人。

第三十九章:续进持矣 把控过程

正文

极致,虚空①。初守,固心②。万物复命③,忘我无他④。各命终归其根,静谓⑤复而知新。习而之成,归根而循。是以师不为大,成其大。轻诺⑥寡信⑦,多易必难。是以把持⑧犹难,终无不难矣。予之初始⑨,身无不殆⑩。

注解

①极致,虚空:最极致巅峰的状态,是虚空的,就像回到了初始的起点。

②初守,固心:坚守初心,才能沉静内心,笃定固本。

③复命:初始的归根,回归到最初状态。与复性、复初同义。

④忘我无他:保持自我内心的宁静,澄心静虑,消除杂念。

⑤静谓:与"是谓"同义。

⑥轻诺:过度承诺。

⑦寡信:失去信任。

⑧把持:过程的持续把控。

⑨予之初始:坚持以给予为始端。

⑩身无不殆:终生不会有危殆。

解读

一个领域最极致巅峰的状态，往往是虚空无界，就像回到了初始学习的状态。在成长的过程中，培训师只有坚守初心，才能沉静内心，笃定固本。就像万物的凋谢与生长复苏。同样，在职业生涯中，培训师只有内心宁静、澄心静虑、消除杂念，才能达到无界、无他的境界。众生纷纷，最终还是会回到其根本，但每一次的循环都在迭代更新，不断深化，这就是我们常说的温故而知新了吧。要验证一个培训的成果，必须找到循环的根源。培训师不需要刻意渲染培训的成果，成果自然会在应用中突显出来。轻易地承诺效果，到最后便会慢慢失去自己的信誉；在效果落地前随意而行，最终成效就难以见效。持续改进要在过程中做好把控，虽然这不容易，但最终的成果是突显的。在培训的持续改进中，教师一定要坚守师道的给予思想，这样在培训师职业生涯中就不会有危殆。

拓展

成熟的培训师往往虽有若干个品牌培训课程，但始终会坚守一个领域。什么是最好的培训师？或者说培训师的巅峰状态在哪里？并非只有丰富的言语，或者满足于自我的呈现形式，更是要把自有领域融会贯通到各行各业，所以巅峰为一，而虚空为二。而所谓的出道，更是以巅峰为修炼过程，参悟虚空，使在道法中仅有虚空之不二，这样才能被业界广为熟知并称道。造就老师的巅峰在于领域，而造就领域的巅峰在于不断实践，这是一种温故而知新的成长规则。在这个不断重复讲授的过程中，培训师并非简单机械地重复既有的培训内容，更是要在重复中不断沉淀，不断总结，不断提升和突破，达到一种有自我思想旨意，同中讲不同的境界。

一堂培训课之所以广受欢迎，是因为课程设计直击人心、迎合需求，引人入胜，但如果不能针对受众群体的职业特性、从业环境去设计和调整授课内容，不能针对时下最关切的热点、最困扰的问题展开互动和交流的话，势必会影响授课效果，学员的收获会大打折扣。因此，培训师不仅时刻保持自省的能力和清醒的头脑，更要求培训师永远保持谦卑的心态，备课时结合当下需求点、亮点、价值点、关键点、问题点，让课程更贴合课堂与学员的需求，从而收获最佳的培训效果。

一名优秀的培训师，应始终谨记投身培训事业的初衷，乐于在教学相长的互动中不断提升自身能力和学识，扩展见闻，磨炼心性，做到"有时去授课，常常去帮助，总是去解惑"，始终保持敏锐的洞察力，始终保持在事业上不断成长的能力，方能在培训事业中确立"唯一的我"。

语　录

天行健，君子以自强不息。——《周易》
君子务本，本立而道生。——《论语》
路漫漫其修远兮，吾将上下而求索。——《离骚》

例　说

在现今社会，培训师已经不是什么稀有的职业，培训师也随之而增加。但我们要去思考，上台的目的是什么。当然了，每位培训师上台的目的都是不一样的。有些是任务，有些是喜欢讲台的感觉，也有一些是爱好，还有大部分是为了知识传播。知识传播是值得我们敬重的。在知识传播时,要看看知识的来源到底是属于提炼式还是属于传述式。提炼式会令人有万物皆浊,唯我色彩之感,而传述式更多只给人搬运之得。例如,一位讲色彩搭配的老师,除了讲授搭配技巧原则,还要去思考该领域是如何能解决学员在生活、工作、情感中的问题。又如讲授PPT的老师,除了讲授PPT制作技巧和PPT设计原则外,也要思考如何从该领域角度出发,帮助学员改善各方面现状。

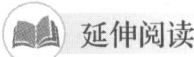 延伸阅读

俞绘还钱

明朝年间,有个名叫俞绘的读书人。他家境贫寒,为了进京赶考,不得不向众位亲友借钱,好不容易才凑足盘缠上了路。走到沛县时,他到一家客栈投宿了一夜。令他没有想到的是,有个盗贼在半夜三更偷偷潜入他的房间,将他为数不多的盘缠全都偷走了。俞绘早上醒来,一摸钱袋,空空如也,当场就怔住了。过了一会儿,他才逐渐反应过来发生了什么事,不由得放声痛哭起来。客栈老板和伙计们听到哭声都大吃一惊,赶紧跑过来问他发生了什么事。俞绘便将自己的遭遇一五一十地告诉了他们。客栈老板只是个小生意人,帮不了他什么忙,就对他说,沛县的县令姓冯,刚好跟他是同乡,这位冯县令为人厚道,他可以去县令府上求救,说不定县令能顾念同乡之情,借钱给他当盘缠。

当时俞绘已经走投无路,只能听从客栈老板的建议,匆匆赶到县衙求见冯县令。冯县令果然像客栈老板所言,是个十分厚道的人。在得知俞绘的现状后,他马上慷慨地拿出十两银子交到俞绘手上,并说:"这些银子就当是本官送给你的,应该足够支持你往返京城了。"俞绘捧着沉甸甸的银子,感动得泪盈眼眶。他

坚持要立下一张借据，日后无论如何都要将这十两银子连本带利归还。

冯县令起初拒绝了他，后来见他非常坚持，就笑着说："借据就不必立了，你若真想还钱，只需在心里记着就行。好啦，时候也不早了，你还是赶紧上路吧，千万别耽误了考试啊！"说完这话，冯县令便亲自将俞绘送出了县衙大门。临行前，俞绘对他千恩万谢，并暗自下定决心，他朝金榜题名，一定要回来报答他的大恩大德。

在冯县令的帮助下，俞绘顺利赶到了京城，参加了科举考试。他考得很不错，尽管未能高中进士，但还是受到了朝廷的任命，被派到安徽南部做官。因为安徽南部地区距离冯县令所在的沛县有上千里的路程，当时的交通又很不发达，往来需要相当长的一段时间，再加上俞绘新官上任，有着忙不完的工作，所以他一直无法履行自己当日的诺言，抽时间到沛县去向自己的恩人还债、答谢。

三年后，俞绘终于得到了一个回家探亲的机会。尽管已经很久没有见过自己的家人了，但他并没有急着返回故乡，而是匆匆赶到了沛县。

到了沛县之后，俞绘才得知，冯县令早已因病去世了。俞绘非常伤心，可并没有放弃要还债的想法。他四处打听，从沛县百姓那里打听到了冯县令家人的住处，他赶紧找上门去，见到了冯县令的长子冯珏。

听到俞绘说要还钱，冯珏很是吃惊，说："我父亲在世时从来没有提过这件事，而且你们之间也没有立下任何字据，既然如此，这钱我是无论如何都不能收的。"

俞绘急忙解释道："我原本是想写一张借条给令尊的，但是令尊出于对我的信任，坚持不让我写。如果今日我因为没有借条就不还钱，岂不是辜负了令尊对我的一片信任？我若真是这样一个言而无信的人，令尊在九泉之下一定会对我很失望。"

尽管俞绘说得如此动情动理，冯珏却还是坚持着，不肯收下他的银子。俞绘没有办法，只好恳请他带自己到冯县令的墓地去上炷香。冯珏拗不过他，只能带他去了。

俞绘在冯县令坟前跪拜良久，哽咽着说："恩人，若非当日你仗义相助，我俞绘一定不会有今天。如今我专程赶来叩谢你的大恩，返还当年向你借的银两，可惜你却早已经去了。恩人，你若泉下有知的话，就请你家公子收下这些银两吧，否则就是将我俞绘变成一个没有信誉的小人了！"说完这话，俞绘便对着冯县令的墓碑接连磕了三个响头。冯珏赶忙上前扶他起来，说："俞先生果然讲究诚信，那好吧，我就代家父收下你的银子！"

在债主已死，既无任何借据，又无任何知情人的情况下，依然能坚守诚信，偿还自己所欠的债务，俞绘不愧为一个诚信的君子。

第四十章：既以不积　行于物格

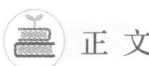 正 文

师道者不积①，既与人知为己知。真言②不善，恶语③道破。学不明④，常矣。立于戎生⑤，悟君子所悟⑥，己所致用⑦。故位于事⑧，事于言⑨，言于行⑩，行于物格⑪。

 注 解

①不积：不留私心。

②真言：学员能接受的表述方式。

③恶语：难理解的内容，未接触过的。

④不明：未能深入理解所学内容本质。

⑤戎生：毕生。

⑥悟君子所悟：感悟学员所领悟的知识。

⑦己所致用：把所学知识形成习惯性常态应用。

⑧事：教学的初心。

⑨言：课程教学的设计。

⑩行：教学的方式。

⑪物格：有格局的状态。

解读

作为培训师,不要把知识自我堆积,不仅要授人以鱼,更要授人以渔。每次授课的效果要以学员接受程度与自身认知程度相等。在课堂上不要只为了说好听的话而忽略了教学核心,很多时候用学员未接触过的方式,反而能让其明白与理解教学本身内容。所以在课堂上经常会出现学员知道学什么,但未能理解所学内容的情况。所有的感悟,都是在自身领域常年经验积累而来。所以培训师教学的教学逻辑为首先明确初心,然后围绕此方向进行课程设计,有了课程才可教授,最后学员掌握该领域的知识,从而印证教学的初心。

拓展

培训师的使命是把自身的经验、总结等知识通过不同的载体与方式呈现给他人。这个过程中,要以学员掌握多少为自身授课成效。培训师的教学,首先要明确每一次课程的可视化成果,这也是每次课程的教学目标。教学的载体,如 PPT、信息球等学习资料,也应全部发给学员。培训师要做到每次课程都倾囊相授,需要从意识层面和技术传播两个方面进行。意识层面是指是否愿意全部教授,包括是否愿意把课件、讲师手册、工具包等资料给予学员,不要有"教会徒弟、饿死师傅"的想法;技术传播则为如何让学员能跟着老师做便能掌握所学知识。培训师要更好地做到技术传播,可以引用比较常见工具,如 SMART、"鱼骨分析"等工具,或者能自身编写相关表格等。在李程远老师的教学法则里,有"图形建模""二项建模"等方式,目的就是让老师把自身领域技术通过流程、工具、套路等方式进行传播。只要这

场 效 篇

个学员肯学,就能掌握此技能。当一个学员掌握了该领域的技能,在不断实操与导师的指导下,自然而然会有的自身感悟,而这种悟,不能言传,只能意会。

培训师的价值转变应该遵循师道的法则,要成为有品牌名气的培训师,首先要成就他人,而成就他人首先要在自身领域上有专业的名气。

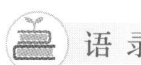

"难"也是如此,面对悬崖峭壁,一百年也看不出一条缝来,但用斧凿,能进一寸进一寸,得进一尺进一尺,不断积累,飞跃必来,突破随之。——华罗庚

不为不可成,不求不可得,不处不可久,不行不可复。——管子

凡百事之成也,必在敬之;其败也,必在慢之。——荀子

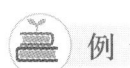

譬如说我们今天接到一个任务,要把自己这个月的工作目标做出来。但往往花了很多心思,绞尽脑汁后,做出来的计划落地性不强,甚至还会被领导说是天马行空、不切实际。但此刻我们又会很疑惑,计划到底该怎么做?像这种情况,培训师就可以给予一个明确的、系统的工具,如 SMART 法则。S:方向明确性;M:目标清晰性;A:实施衡量性;R:与自身相关性;T:时间周期。这就是我们所说的"傻瓜式"学习,所以就要培训师设计好教学的路径方式与工具。

再譬如说我们去学车,学之前总会很担心,担心自己学不会。我们在工作与生活中,最常听到的话便是:"我经验还不够,等我经验和掌握够了我才来学。"这就是一种自尊过高而致使内心极度自卑的表现,如果会了、懂了、掌握了,还需要学吗?所以当你走进驾校的时候,驾校师傅根本不会,也没有必要和你讲汽车原理、发动机转速等理论知识,而是直接针对每一个考试项目给你制定规范的操作流程。每一个考试项目,师傅会告诉你车头到某个位置,方向盘要打几圈;车头又到了哪个位置,方向盘又要打几圈。在这样的标准操作之下,我们能绕过一个个貌似不可能完成的障碍,最终取得合格成绩。然后随着自己不断练习,也越来越熟练地开车。这就是先掌握技术,再在经历中总结经验,在经验中悟道法。

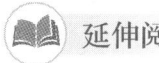
延伸阅读

李秋娥老师的"心"教学

李秋娥是一位非常资深的职业培训师。有一次,李秋娥老师为一家知名企业讲授关于授课技巧的课程。本次学员均有10年工龄,长期在部门进行授课,有着丰富的讲台经验,并且授课的自我感觉相当良好。但这批学员没有进行过专业系统的培训师训练学习,致使在企业内部授课效果不佳,且学员对于内容未能有效掌握并应用到实际工作当中。

为此,如何在授课开场"先声夺人",并快速与现场学员"建立共识"是本次授课的关键部分。要做到如此,李秋娥老师需悟学员所悟,以学员已知而求学员未知。课程一开始,李秋娥老师先对学员的经验与经历进行高度赞赏:"在座各位无论是工作还是授课,都有着丰富的经验。老师是站着的学员,学员是坐着的老师,闻道有先后,学术有专攻。所以今天在座的都是老师,今后我们也彼此以老师相称。"在给予尊重中获得尊重,这是一道培训的核心法则,此话一说即获得在场学员的热烈响应。秋娥老师继续说道:"今天的课程不仅仅只是我讲,你们听,而是咱们所有老师一起讲。"在座的学员们一听,觉得新鲜有趣,便有人问:"秋娥老师,我们要怎么讲?一个一个来讲吗?"。

随后,秋娥老师运用"找、析、演、评"的授课方式开展该课程,共计三轮。

"找":各小组围绕"怎么提升授课效果"的主题,找出授课中常见的问题、误区。汇总三组问题后选出价值问题。

"析":各小组围绕价值问题展开讨论,分析问题,提出解决方案。汇总解决方案,选出价值方案。

"演":围绕价值方案,各小组开始进入演练环节,并根据演练中的情况,记录讲授效果的变化。汇总记录,各组派出代表进行讲授展示。根据改善效果,选出最佳解决方案。

"评":在"找""析"的环节中,秋娥老师全程参与,帮助学员抓问题本质、抓底层逻辑。在"演"的环节,根据学员所展示的内容、状态、技巧、反应等给予反馈,并帮助学员调整,使他们获得即时改善。

这样的授课方式不仅让学员在学习中充满了成就感,更重要的是在学习中激发思考,在日常所做的工作中进行深挖,以自身已知求得自身未知。

课程结束后,培训组织方问秋娥老师:"老师,你的课程太不一样了,不但效果好,课堂也很活跃,学员都充分参与。你是怎么想到的?"秋娥老师回答说:"其实并没有什么高深的,只要做到用'心'就好了。这个用'心'有两重含义。第一重是'心',关键在于关注学员、善于思考,关注需求、匹配期待。学员们都有丰富的讲课经验,与其听我讲,不如听听大家想听什

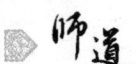

么。这就是以学员的已知求他的未知。第二重是'新',用'找、析、演、评'的新方式来开展教学,可以让大家充分展现出真实状态,然后根据大家的反应来给予训练和指导,帮助提升。这便是'师者不积''真言不善,恶语道破'的思想宗旨。"